Chirurgische Gastroenterologie Interdisziplinär

Supplement 2 zu Band 17, September 2001

Gegründet 1984 als «Chirurgische Gastroenterologie mit interdisziplinären Gesprächen» durch A. Akovbiantz, H. Denk, K.-J. Paquet und C.E. Zöckler.

AF887562

KARGER

Fax +49 761 452 07 14
E-mail Information@Karger.de
www.karger.com

Artikel (Volltext) und Inhaltsverzeichnisse sowie das vorläufige Inhaltsverzeichnis des nächsten Heftes: www.karger.com/journals/cga/cga_bk.htm

Bibliographische Dienste:
EMBASE / Excerpta Medica
Reference Update

S. Karger · Medical and Scientific Publishers · Basel · Freiburg · Paris · London · New York · New Delhi · Bangkok · Singapore · Tokyo · Sydney

Die Zeitschrift erscheint vierteljährlich: pro Jahr erscheint 1 Band zu je 4 Heften. Bezugspreis für Jahrgang 17, 2001: DEM 245.– / SFr 184,– einschließlich MWSt., zuzüglich Postgebühren. Der Abonnementpreis ist im voraus zahlbar. Das Abonnement der Zeitschrift läuft weiter, wenn es nicht spätestens 4 Wochen vor Abschluß eines Bandes abbestellt wird.

Abonnementbestellungen können bei jeder Buchhandlung oder direkt beim Verlag aufgegeben werden:

Deutschland:
S. Karger GmbH
Lörracher Str. 16 a
D-79115 Freiburg
Telefon +49 761 45 20 70
Telefax +49 761 4 52 07 14
E-mail kargergmbh@aol.com
Postbank München 614 40-808

Übrige Länder:
S. Karger AG
Allschwilerstr. 10
Postfach
CH-4009 Basel
Telefon +41 61 3 06 11 11
Telefax +41 61 3 06 12 34
E-mail Karger@Karger.ch

Anzeigen: S. Karger
Verlag für Medizin und Naturwissenschaften GmbH
Lörracher Str. 16 a. D-79115 Freiburg, Tel. +49 761 45 20 70
Gültig ist die Preisliste Nr. 8 vom 1. Januar 2001

Supplement 2 zu Band 17, September 2001
ISBN 3-8055-7336-7

Verlag für Medizin und Naturwissenschaften GmbH
Lörracher Straße 16 a, D-79115 Freiburg

Verlagsleitung und presserechtlich verantwortlich:
Sibylle Hopf
Redaktionsassistenz: Dr. Hannelore Tenckhoff
Anzeigenleitung: Susanne Meister
Produktionsleitung: Georg Brunner

Herstellung: druckhaus köthen GmbH
Friedrichstraße 11/12, D-06366 Köthen/Anhalt

KARGER

Fax +49 761 452 07 14
E-mail Information@Karger.de
www.karger.com

Home Page der Zeitschrift:
www.karger.com/journals/cga

Supplement 2 zu Band 17,
September 2001

Chirurgische Gastroenterologie Interdisziplinär

Herausgeber
R. Bittner, Stuttgart
F. Köckerling, Hannover
E. Bärlehner, Berlin
H.-P. Bruch, Lübeck

Brennpunkte in der laparoskopischen kolorektalen Chirurgie

KARGER
Basel · Freiburg · Paris · London · New York
New Delhi · Bangkok · Singapore · Tokyo · Sydney

Chirurgische Gastroenterologie Interdisziplinär

Inhalt · Contents

Band 17, Supplement 2, September 2001 Vol. 17, Supplement 2, September 2001

KARGER
Fax +49 761 452 07 14
E-mail Information@Karger.de
www.karger.com

Artikel (Volltext) und Inhaltsverzeichnisse sowie das vorläufige Inhaltsverzeichnis des nächsten Heftes: www.karger.com/journals/cga/cga_bk.htm

Chirurgische Gastroenterologie Interdisziplinär

Chir Gastroenterol 2001;17(suppl 2):V

Editorial

R. Bittner, Stuttgart F. Köckerling, Hannover
E. Bärlehner, Berlin H.-P. Bruch, Lübeck

Zehn Jahre nach der ersten laparoskopischen Kolonresektion erschien es sinnvoll, eine aktuelle Bestandsaufnahme vorzunehmen. Deshalb wurde «Brennpunkte in der laparoskopischen kolorektalen Chirurgie», dargestellt von international ausgewiesenen Experten, als Hauptthema der zweiten Jahrestagung der Chirurgischen Arbeitsgemeinschaft Minimal Invasive Chirurgie vom 22. bis 24. März 2001 in Stuttgart gewählt. Was hat sich in den vergangenen zehn Jahren getan? Haben sich die Hoffnungen, mit der laparoskopischen Technik auch in der kolorektalen Chirurgie eine wirklich minimal invasive Operationsmethode gefunden zu haben, erfüllt? Wo liegen auch heute noch die Probleme? Was ist für die Zukunft zu tun?

Aufgrund der Aktualität und der hohen Qualität der Vorträge war es uns ein Anliegen, die Ergebnisse unserer Tagung einem größeren Interessentenkreis zugänglich zu machen. Wir möchten allen Autoren herzlich danken, dass es Ihnen gelungen ist, in einer vergleichsweise kurzen Zeit qualitativ hochwertige Manuskripte zu erstellen, die in diesem Supplementband der CHIRURGISCHEN GASTROENTEROLOGIE INTERDISZIPLINÄR veröffentlicht werden.

Obwohl die allgemein bekannten Vorteile der laparoskopischen Technik wie weniger Schmerzen, raschere Wiederherstellung der Darmfunktion und somit der Rehabilitation bei nicht erhöhter Komplikationsrate auch für die kolorektalen Eingriffe nachgewiesen werden konnten, liegt nach einer aktuellen Umfrage der Anteil der in dieser Technik durchgeführten Operationen in Deutschland nicht höher als 5%. Dies ist umso enttäuschender, als nach einer Gesamtkostenanalyse die für das Gesundheitssystem anfallenden Kosten zumindest nicht wesentlich höher sind als in der konventionellen Chirurgie.

Die Gründe für die geringe Akzeptanz der neuen Technik sind vielschichtig. Zum einen bestehen auch heute noch ein erheblicher Ausbildungsbedarf sowie eine mangelhafte Standardisierung der Eingriffe. Darüber hinaus ist die Operationszeit im Allgemeinen länger, der Materialaufwand höher, und Instrumenten- und Dissektionstechnik zeigen ein beachtliches Verbesserungspotential. Schwerwiegend sind noch erhebliche prinzipielle Einwände gegenüber der Anwendung der laparoskopischen Technik in der onkologischen Chirurgie. Obwohl zweifelsfrei nachgewiesen werden konnte, dass sämtliche onkologischen Standards identisch der konventionellen Technik eingehalten werden können und auch die Gefahr der Trokarkanalmetastasen nicht höher ist, konnten bisher die geäußerten Bedenken noch nicht vollständig ausgeräumt werden. Hier sind für eine definitive Beurteilung die Ergebnisse der zur Zeit laufenden randomisierten Studien, auch im Langzeitverlauf, abzuwarten.

Entsprechend der aktuellen Bestandsaufnahme sind folgende Schlussfolgerungen erlaubt: Um flächendeckend die Vorteile der laparoskopischen Technik auch in der kolorektalen Chirurgie realisieren zu können, ist die Schaffung von Organisationsstrukturen für eine systematische Ausbildung notwendig. Dies kann nur in enger Zusammenarbeit mit den Firmen der Medizintechnik erfolgen, wobei entsprechend der Problematik die Klinik federführend sein sollte. Die Firmen wiederum sind aufgefordert, Instrumentarium und Dissektionstechniken weiterzuentwickeln, so dass die Eingriffe einfach, sicher, zeiteffektiv und kostengünstig durchgeführt werden können. Operationen bei malignen Erkrankungen sollten zum jetzigen Zeitpunkt nur unter kontrollierten Bedingungen durchgeführt und nach Möglichkeit in laufende Studien eingebracht werden, so dass rasch über ein großes Krankengut – auch im Langzeitverlauf – eine Aussage getroffen werden kann.

KARGER

Fax +49 761 452 07 14
E-mail Information@Karger.de
www.karger.com

Accessible online at:
www.karger.com/journals/cga

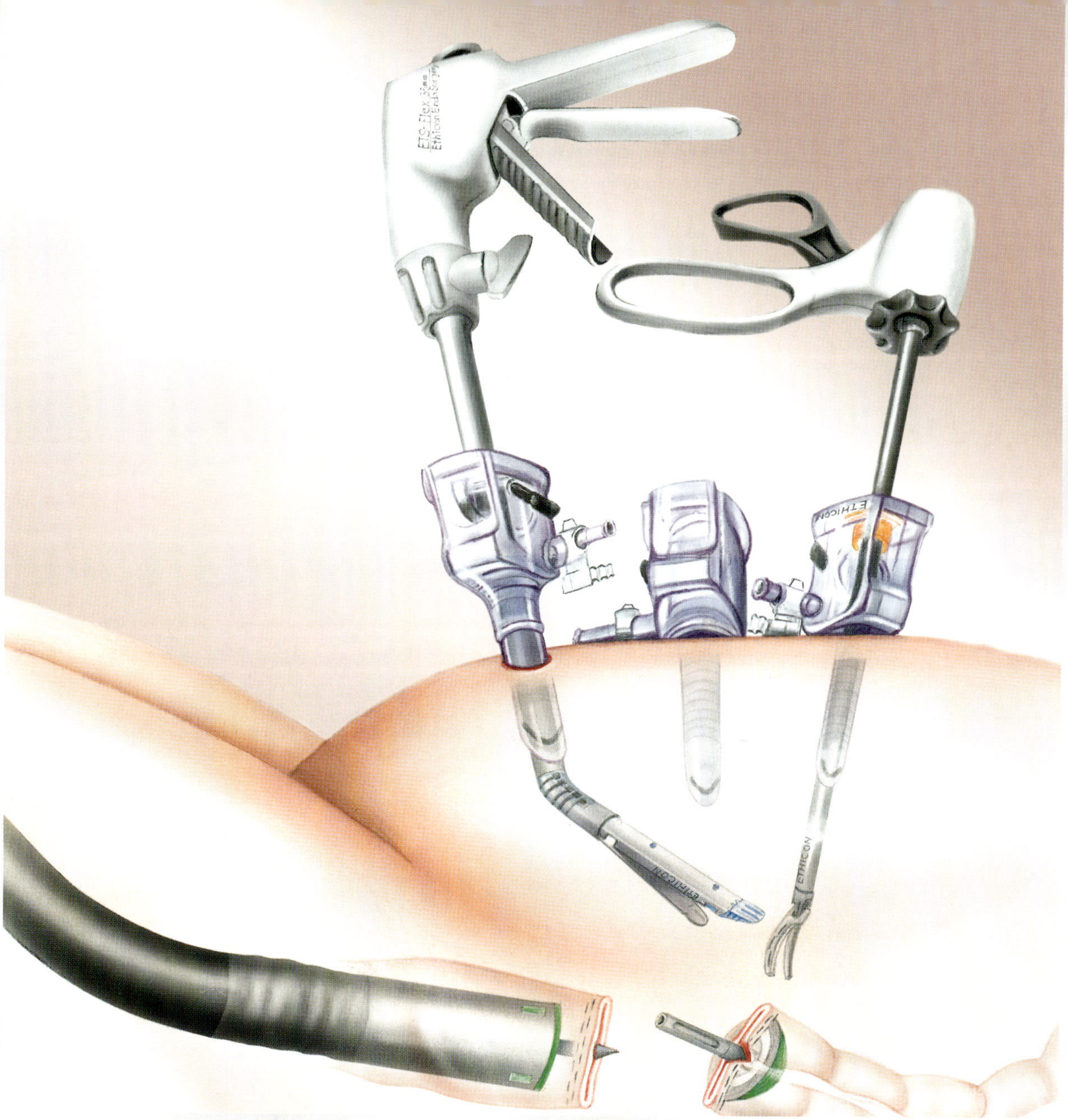

Chirurgische Gastroenterologie Interdisziplinär

Chir Gastroenterol 2001;17(suppl 2):1–3

Laparoskopische kolorektale Chirurgie in Deutschland – Ergebnisse einer Umfrage

E. Bärlehner S. Anders

Chirurgische Klinik, HELIOS Klinikum Berlin-Buch

Schlüsselwörter
Laparoskopische Operation: Kolon, Rektum, Umfrage Deutschland

Key Words
Laparoscopic operation: Colon, rectum, inquiry in Germany

Zusammenfassung
In einer deutschlandweiten Umfrage wurden Etablierung und Häufigkeit laparoskopischer kolorektaler Eingriffe erfragt. Von 1230 Kliniken haben 71,5% geantwortet. Danach befassen sich gegenwärtig 47% aller Kliniken mit der neuen Technik, und 10,4% aller kolorektalen Eingriffe wurden laparoskopisch ausgeführt. Benigne Grunderkrankungen sind in 91% der Fälle die Indikation zur laparoskopischen Operation und in 10% handelt es sich um Karzinome. Unterstellt man eine 100%ige Rückantwort, ist der Anteil der laparoskopischen Operationen von 0,86% im Jahr 1997 auf 7,3% im Jahr 2000 angestiegen. Die Zahl der integrierten Kliniken wuchs von 6,6 auf 33%.

Summary
Laparoscopic Colorectal Surgery in Germany – Results of an Inquiry
In a German survey concerning establishment and frequency of laparoscopic colorectal surgery, 71.5% of 1,230 hospitals replied. Accordingly, 47% of the clinics are dealing with this new technique and 10.4% of the colorectal interventions are performed laparoscopically. Indications for laparoscopic surgery are benigne diseases in 91% and carcinomas in 10%. Assuming a 100% reply, there was an increase of laparoscopic operations from 0.86% in 1997 to 7.3% in 2000. The number of involved hospitals increased from 6.6 to 33%.

Einleitung

Chirurgen sind aus Erfahrung vorsichtige Praktiker und in ihren Methoden autoritäts- oder mehrheitsbezogen. Forensische Aktualität ist eine permanente Orientierung. Unter diesen Voraussetzungen sind innovative Methoden schwierig zu etablieren. Mühe ist mit der ersten laparoskopischen Cholezystektomie 1985 unter diesen Kautelen gescheitert. 10 Jahre nach der Einführung laparoskopischer Techniken wird die laparoskopische Kolorektalchirurgie unverändert kontrovers diskutiert, wenn auch Tendenzen zunehmender Akzeptanz unübersehbar sind. Mit positiven Erfahrungsberichten über laparoskopische Sigmaresektionen bei Divertikulitis [1] bis zu überzeugenden Langzeitergebnissen nach laparoskopischer Tumorchirurgie [2, 3] hat die minimal invasive Chirurgie (MIC) die Skeptiker eingeholt. 1997 haben Herold et al. [4] nach einer Umfrage noch auf eine Ausnahmeoperation schließen müssen. In nur 14% aller Kliniken wurden insgesamt 2% aller kolorektalen Eingriffe laparoskopisch ausgeführt. Unter dem Eindruck einer stark frequentierten Hospitationsklinik für laparoskopische Kolon- und Rektumchirurgie haben wir 2000 eine neuerliche Umfrage zur Standortbestimmung der MIC an Kolon und Rektum initiiert. Die Ergebnisse lassen eine Orientierung zur neuen Technik erkennen. In logischer Konsequenz sind nun qualitätsbezogene Analysen und Maßnahmen gefordert.

Methode

Im IV. Quartal 2000 wurden unter Zugrundelegung eines vereinfachten Fragebogens mit nur einer Antwortseite (Abb. 1) 1230 deutsche Kliniken angeschrieben. Als Adressenquelle benutzten wir das «Deutsche Krankenhausadressbuch» [5] und die «Deutsche Chirurgie», [6]. Die Rückantwort erfolgte in 90% der Fälle über Faxmitteilung, was für diese Art von Informationsübermittlung spricht.

KARGER
Fax +49 761 452 07 14
E-mail Information@Karger.de
www.karger.com

Accessible online at:
www.karger.com/journals/cga

Dr. E. Bärlehner
Chirurgische Klinik
HELIOS Klinikum Berlin-Buch
Hobrechtsfelder Chaussee 100, D-13125 Berlin (Deutschland)
Tel. +49 3 09 40 17-6 85, Fax: -3 85
E-mail ebaerlehner@klinikumbuch.de

Ergebnisse

Von 1230 angeschriebenen Kliniken erhielten wir in 71,5% der Anfragen (864 Kliniken) eine Rückantwort. 22 Adressanten (1,8%) waren nicht ermittelbar und 344 Kliniken (26,7%) antworteten nicht. Die Häufigkeit an kolorektalen Eingriffen in den einzelnen Kliniken geht aus Tabelle 1 hervor. Die Mehrzahl der Kolon-Rektum-Eingriffe wurde in Kliniken mit <100 solcher Eingriffe im Jahr ausgeführt. Von den 864 Kliniken mit Rückantwort operierten 46,9% auch laparoskopisch und 53,1% nur konventionell (Abb. 2). Insgesamt wurden 82 887 kolorektale Operationen durchgeführt, davon 8606 laparoskopisch (10,4%). Die Verteilung der Kliniken nach Operationsfrequenz zeigt Tabelle 2. Danach wurden in 63% der Kliniken <20 Eingriffe im Jahr laparoskopisch vorgenommen, nur in 3 Kliniken (0,7%) wurden >100 laparoskopisch kolorektale Operationen im Jahr ausgeführt. Analog dazu ist in den letzten 3 Jahren ein starker Zuwachs an Neueinsteigern zu verzeichnen (Abb. 3). Von den 864 Kliniken führen 27,2% die MIC nur bei benigner Grunderkrankung und 19,8% auch bei Krebserkrankung durch. Bei insgesamt 8606 laparoskopischen Kolon-Rektum-Eingriffen erfolgten 83% bei benigner und 17% bei maligner Grunderkrankung. Unter den benignen Grunderkrankungen wurde die Divertikulitis mit 91,4% als führende Indikation angegeben, danach folgen Polypen, Prolaps, Stomaanlage und sonstige Indikationen. Maligne Erkrankungen an Kolon und Rektum wurden in 9,4% aller laparoskopisch orientierten Kliniken operiert, 6,9% operierten nur am Kolon und 2,7% nur am Rektum. Der Vergleich der Kliniken mit kolorektalem Gesamtanteil und laparoskopischem Anteil zeigt Tabelle 3. Vorwiegend beschäftigten sich Kliniken mit einem großen Krankengut an kolorektalen Erkrankungen auch mit der Laparoskopie. Von den derzeit noch konventionell operierenden Kliniken haben sich 50,9% tendenziell positiv zur laparoskopischen Technik bekannt, 6,2% stehen unmittelbar vor der Einführung, 37,3% haben den Beginn geplant, 2,4% erkennen eine Indikation für benigne Erkrankungen und 5% sind sich in der Einschätzung nicht sicher. Eine laparoskopische Operation lehnen 225 der Kliniken (26%) ab.

Fragebogen zur 1. CAMIC Umfrage laproskopische Kolorektalchirurgie in Deutschland

1. Wie viele kolorektale Operationen wurden in Ihrer Klinik in den letzten 12 Monaten durchgeführt?

☐ laparoskopisch ca. Anzahl ☐ konventionell ca. Anzahl

2. Bei welchen Indikationen führen Sie laparoskopische kolorektale Operationen durch?

☐ benigne ca. Anzahl ☐ maligne ca. Anzahl

3. Laparoskopische Operationen bei benignen Erkrankungen

☐ Divertikulitis ☐ Prolaps
☐ Mb. Crohn/Colitis ulcerosa ☐ Stomaanlage
☐ Polypen ☐ sonstige

4. Laparoskopische Operationen bei malignen Indikationen

☐ Kolon ca. Anzahl ☐ Rektum ca. Anzahl

5. Wann haben Sie in Ihrer Klinik mit der laparoskopischen Kolorektalchirurgie begonnen?

19.....

6. Beabsichtigen Sie die Einführung der laparoskopischen Kolorektalchirurgie in Ihrer Klinik?

☐ ja ☐ nein

Abb. 1. Fragebogen zur 1. Umfrage der Chirurgischen Arbeitsgruppe Minimal Invasive Chirurgie (CAMIC) «Laparoskopische Kolorektalchirurgie in Deutschland».

Tab. 1. Operationshäufigkeit nach Kliniken

Anzahl kolorektaler Operationen	Anzahl Kliniken
≤20	84
≤50	230
≤100	282
≤200	176
≤300	63
>300	30
Gesamt (n = 82 887)	864

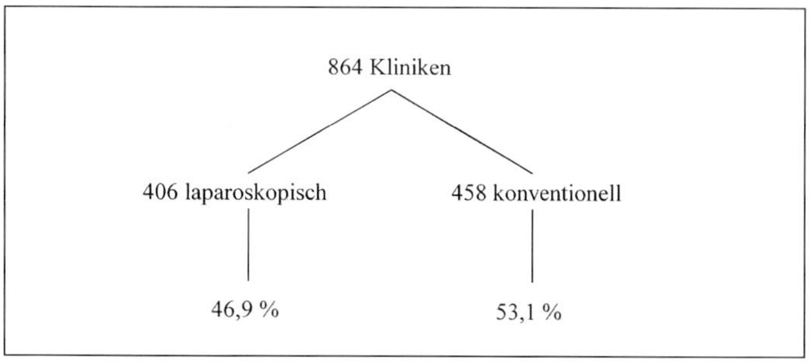

Abb. 2. Anteil laparoskopisch operierender Kliniken.

Resümee

Die laparoskopische Kolonchirurgie wurde in den letzten Jahren zunehmend thematisiert. Die allgemeinen Vorteile für den Patienten in der Frühphase konnten in Studien auch für die Kolonchirurgie belegt werden [2, 7, 8]. Den Verfassern ist zudem keine Studie bekannt, die Vorteile für die konventionelle Technik herausstellt. Hieraus ergeben sich starke Argumente für die laparoskopische Chirurgie bei benigner Grunderkrankung, insbesondere der Divertikulitis. Für die Karzinomchirurgie gelten andere Zielkriterien. Hier sind allein die Langzeitergebnisse qualitätsbestimmend. Erste Beobachtungs- und klinische Studien [1, 2, 9–11] lassen im onkologischen Ergebnis keine Nachteile gegenüber der offenen Technik erkennen. Resultate prospektiv randomisierter Studien stehen allerdings noch aus. Aus dieser Perspektive ist das Umfrageergebnis eine logische Konsequenz. Bereits 1997 haben Herold et al. [4] eine Umfrage zur laparoskopischen Kolorektalchirurgie durchgeführt. Bei einer Rücklaufquote von 43,8 gegenüber 71,5% in der eigenen Befragung wurden 1997 nur 2% laparoskopischer Operationen gegenüber 10,4% zum jetzigen Zeitpunkt registriert. 1997 operierten 14,2% der registrierten Kliniken laparoskopisch, zum

Tab. 2. Kliniken mit laparoskopischer Operationstechnik

Laparoskopische Operationen	Kliniken
≤5	116
≤20	178
≤50	83
≤80	23
≤100	3
>100	3
Gesamt (n = 7143)	406

Tab. 3. Häufigkeit laparoskopischer Operationen nach Kliniken

Anzahl aller kolorektalen Operationen	Kliniken		Laparoskopische Operationen	
	n	%	n	%
≤20	86	10,4	8	2,0
≤50	229	26,4	57	14,0
≤100	282	32,5	133	32,7
≤150	112	12,9	75	18,6
>150	155	17,8	133	32,7
Gesamt	864	100,0	406	100,0

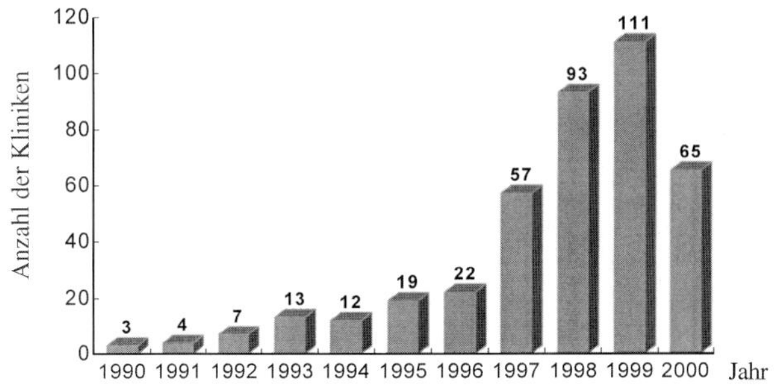

Abb. 3. Beginn der laparoskopischen Kolonchirurgie und Anzahl der Kliniken.

jetzigen Zeitpunkt sind es 48,9%. Die Operationshäufigkeit bis 20 Eingriffe bezog sich in unserer Umfrage auf 72% und bei Herold et al. auf 63% der befragten Kliniken und ist auf die große Zahl von «Neueinsteigern» der letzten 3 Jahre zurückzuführen. Den Ausführungen entsprechend werden vorrangig benigne Grundleiden laparoskopisch angegangen (83%) und nur 17% der Eingriffe erfolgten beim Karzinom. Die Zahl der Kliniken mit alleiniger Indikation zur Laparoskopie bei benignem Leiden ist von 1,4% [4] auf 27,2% angestiegen. Unterstellt man eine 100%ige Rückantwort, wurden 1997 0,86% aller Operationen laparoskopisch ausgeführt, 2000 waren es 7,3%. Die Zahl der integrierten Kliniken wuchs von 6,6 auf 33%. Unter den gegenwärtig noch gänzlich konventionell operierenden Kliniken lassen 50% eine Tendenz zur laparoskopischen Technik erkennen.

Zusammenfassend lässt die laparoskopische Kolorektalchirurgie der letzten 10 Jahre einen vorsichtigen und verantwortungsvollen Umgang mit dieser Technik erkennen. Erst in den letzten Jahren ist die Anzahl der Kliniken, die dieses Operationsverfahren durchführen, sprunghaft angestiegen. Die Operationszahlen lassen jedoch auf strenge Selektion mit Bevorzugung benigner Grundleiden schließen. In der gegenwärtigen Situation ergeben sich Forderungen nach Studien, Qualitätserfassung und Ausbildung.

Literatur

1 Köckerling F, Schneider C, Reymond MA, Dorman JP, Glass JL, Norem R, Diaz A: Laparoscopic resection of sigmoid diverticulitis – results of a multicenter study. Laparoscopic Colorectal Surgery Study Group (LCSSG). Surg Endosc 1999;13:567–571.

2 Franklin ME Jr, Rosenthal D, Abrego-Medina D, Dorman JP, Glass JL, Norem R, Diaz A: Prospective comparison of open vs. laparoscopic colon surgery for carcinoma: Five-year results. Dis Colon Rectum 1996;39 (suppl 10):35–46.

3 Lord SA, Larach SW, Ferrara A, Williamson PR, Lago, CP, Lube MW: Laparoscopic resections for colorectal carcinoma: A three-year experience. Dis Colon Rectum 1996;39:148–54.

4 Herold A, Shekarriz H, Casper L, Schiedeck T: Aktueller Stand der laparoskopischen kolorektalen Chirurgie – eine bundesweite Umfrage. Langenbecks Arch Chir Kongressband 1997; suppl 2:1185–1187.

5 Deutsches Krankenhausadressbuch, 2000. Freiburg, Rombach, 2000.

6 Berufsverband der Deutschen Chirurgen: Hempel K (Hrsg): Deutsche Chirurgie ’98, Aufl 8. Ebelsbach, Aktiv Druck & Verlag, 1998.

7 Libermann MA, Phillips EH, Carroll BJ, Fallas M, Rosenthal R: Laparoscopic colectomy vs. traditional colectomy for diverticulitis. Outcome and costs. Surg Endosc 1996;10:5–18.

8 Sher ME, Agachan F, Bortul M, Nogueras JJ, Weiss EG, Wexner SD: Laparoscopic surgery for diverticulitis. Surg Endosc 1997;11:264–7.

9 Bärlehner E, Heukrodt B, Anders S: Laparoskopische Kolon-Rektum-Resektion. Chir Prax 2000;57:57–71.

10 Böhm B, Schwenk W, Müller JM: Langzeitergebnisse nach laparoskopischer Resektion kolorektaler Karzinome. Chirurg 1999;70:453–455.

11 Bruch H, Schiedeck T, Schwandner O: Laparoscopic colorectal surgery: A five-year experience. Dig Surg 1999;16:45–54.

Chirurgische Gastroenterologie Interdisziplinär

Chir Gastroenterol 2001;17(suppl 2):4–10

Laparoskopische Chirurgie beim kolorektalen Karzinom: Sind die onkologischen Standards einzuhalten?

H.-P. Bruch O. Schwandner

Klinik für Chirurgie, Universitätsklinikum Lübeck

Schlüsselwörter

Kolorektales Karzinom · Onkologische Standards · Laparoskopie · Trokarkanalmetastasen

Zusammenfassung

Laparoskopische kolorektale Resektionen führen im postoperativen Verlauf zu Vorteilen hinsichtlich Schmerzsymptomatik, Beeinträchtigung der pulmonalen und gastrointestinalen Funktion und der Rekonvaleszenz. Derzeit werden laparoskopische Resektionen beim kolorektalen Karzinom im Hinblick auf Radikalität, potentielle Tumorzellverschleppung und ungeklärte Inzidenz von Trokarkanalmetastasen kontrovers diskutiert. Die onkologischen Standards der konventionellen Chirurgie können beim kolorektalen Karzinom durch die laparoskopische Chirurgie uneingeschränkt eingehalten werden. Die vorläufigen Ergebnisse prospektiver und retrospektiver Vergleichsstudien zeigen, dass die laparoskopische Resektion im Vergleich zur konventionellen Chirurgie weder mit einer erhöhten Rezidivrate noch mit einer erniedrigten Überlebensrate einhergeht. Trotz zahlreicher wissenschaftlicher Erkenntnisse sind derzeit weder die Inzidenz noch die Gründe der Trokarkanalmetastasen definitiv geklärt. Aktuelle Studien belegen jedoch zunehmend, dass Trokarkanalmetastasen kein spezifisches Problem der Laparoskopie sind, sondern vornehmlich zu Beginn der Lernkurve auftraten. Ob die laparoskopische Chirurgie des kolorektalen Karzinoms letztlich zu identischen Langzeitergebnissen wie die konventionellen Verfahren führt, ist nicht definitiv zu beantworten, da die Resultate prospektiv-randomisierter Studien noch ausstehen. Deshalb sollten laparoskopische Resektionen beim kolorektalen Karzinom nur innerhalb prospektiv-randomisierter Studien durchgeführt werden.

Key Words

Colorectal cancer · Oncologic standards · Laparoscopy · Port-site metastases

Summary

Laparoscopic Surgery for Colorectal Cancer: Are Oncologic Standards Respected?

Laparoscopic colorectal procedures offer several benefits postoperatively including reduction of pain, minimal impairment of pulmonary and gastrointestinal function, and improved reconvalescence. At present, laparoscopic resections for colorectal cancer are discussed controversially due to oncologic radicality, potential tumor dissemination, and the problem of port-site metastases. Oncologic standards of open surgery for colorectal cancer seem to be not compromised by the laparoscopic approach. Short-term results of both retrospective and prospective trials comparing open with laparoscopic surgery for colorectal cancer showed comparable oncologic outcome related to recurrence and survival. Despite extensive research efforts, neither the incidence of port-site recurrence nor its causes have been clarified definitely. However, according to the preliminary results of recently published studies, the problem of port-site metastases seems not be a specific problem of laparoscopic surgery, but rather an unfortunate sequel to the learning curve. Finally, as long-term results of prospective randomized trials are still missing, the fundamental issue whether laparoscopic resection for colorectal cancer is oncologically equivalent to open surgery cannot be answered definitely. Therefore, in the interim, laparoscopic curative resections for colorectal cancer are only to be offered within prospective randomized trials.

KARGER

Fax +49 761 452 07 14
E-mail Information@Karger.de
www.karger.com

Accessible online at:
www.karger.com/journals/cga

Prof. Dr. H.-P. Bruch
Klinik für Chirurgie
Universitätsklinikum Lübeck
Ratzeburger Allee 160, D-23538 Lübeck (Deutschland)
Tel. +49 451 500 20-01, Fax -69
E-mail bruch@medinf.mu-luebeck.de

Einleitung

Während die Vorteile der minimal invasiven Technik bei gutartigen kolorektalen Erkrankungen anerkannt und belegt sind [1–4], wird die laparoskopische kurative Resektion beim kolorektalen Karzinom kontrovers diskutiert, nicht zuletzt da Langzeitergebnisse hinsichtlich Rezidivraten und Überlebenszeiten der randomisierten Multizenterstudien (z.B. USA Intertrial, COLOR, LAPKON II) noch nicht vorliegen [5–7] (Tab. 1).

Die R0-Resektion stellt hierbei die Grundlage jeder kurativen Behandlung des kolorektalen Karzinoms dar. Dabei unterscheidet sich die laparoskopische Resektion beim Karzinom von derjenigen bei benigner Indikation insofern, dass die «theoretischen» Vorteile der minimal invasiven Chirurgie in den Hintergrund treten und die Prognose der Patienten davon abhängt, ein Tumorrezidiv zu vermeiden. Unbestritten ist, dass die onkologischen Standards der offenen Karzinomchirurgie (En-bloc-Resektion des befallenen Darmabschnitts einschließlich des Mesokolons mit entsprechendem Sicherheitsabstand und tumorfreien Resektionsrändern, vollständige Resektion der Lymphabflussgebiete durch proximale Gefäßligatur, Vermeidung einer Tumorzellverschleppung) ohne Kompromisse von der laparoskopischen Technik erfüllt werden müssen.

Tab. 1. Stellenwert der minimal invasiven Chirurgie (MIC) in der kolorektalen Chirurgie

Vorteile der MIC bei benignen Indikationen	Problemkreise der MIC beim Karzinom
Rasche Erholung der Darmfunktion	onkologische Radikalität?
Verbesserte Lungenfunktion	Tumorzellverschleppung?
Verringerte Schmerzen	Trokarkanalmetastasen?
Geringere Immunsuppression	
Verkürzte Liegezeit	
Weniger Adhäsionen	
Ansprechendes kosmetisches Ergebnis	
Weniger Narbenhernien	

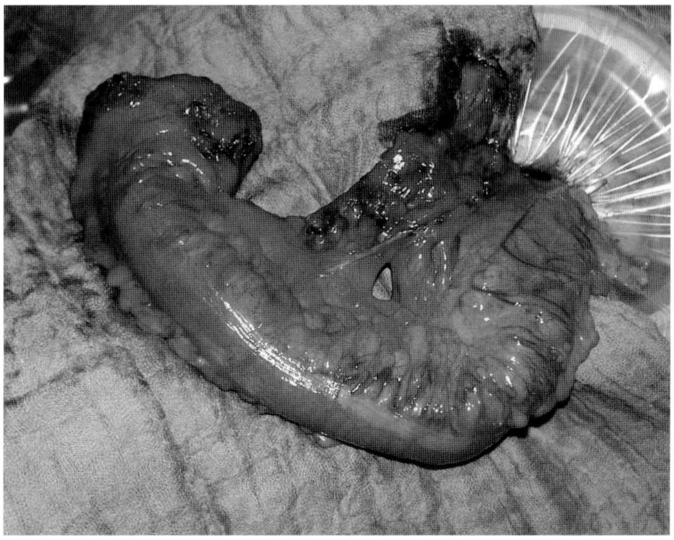

Abb. 1. Laparoskopisch assistierte anteriore Resektion: Bergung des Resektats über Hand-Port-System.

Eigene Ergebnisse

Onkologische Standards bei laparoskopischer Resektion

Vier Operationsverfahren wurden ohne Kompromisse an die onkologische Radikalität laparoskopisch bzw. laparoskopisch assistiert standardisiert an der eigenen Klinik durchgeführt [8–10]: die Hemikolektomie rechts, die anteriore Resektion (Sigma-Rektum-Resektion), die Hemikolektomie links sowie die abdominoperineale Rektumexstirpation. Hierbei folgte jede laparoskopische Resektion den onkologischen Standards der offenen Chirurgie: proximale Ligatur der zuführenden Gefäße mit systematischer regionärer Lymphadenektomie, Vermeidung intra- oder extraluminärer Tumorzelldissemination sowie En-bloc-Resektion des tumortragenden Darmsegments [10, 11].

Bei Tumoren des Zökums oder des Colon ascendens beinhaltete die laparoskopische Hemikolektomie rechts die abgangsnahe Ligatur der Arteria ileocolica und Arteria colica dextra mit Ligatur des rechtsseitigen Astes der Arteria colica media. Das terminale Ileum wurde 10–15 cm proximal der Ileozökalklappe abgesetzt und das Kolon in der Mitte des Colon transversum durchtrennt. Die Ileotransversostomie wurde extrakorporal mit einer fortlaufenden Handnaht angelegt; eine komplett laparoskopisch ausgeführte Seit-zu-Seit-Klammernaht-Anastomose als funktionelle End-zu-End-Anastomose ist zwar möglich, wurde jedoch aus physiologischen Gründen vermieden.

Bei Tumoren des Sigmas, des rektosigmoidalen Übergangs oder des oberen Rektums (oberhalb von 12 cm ab Anokutanlinie bei starrer Rektoskopie) wurde eine laparoskopisch assistierte anteriore Resektion (Sigma-Rektum-Resektion) durchgeführt. Hierbei erfolgt die zentrale Ligatur der Arteria mesenterica inferior aortennah. Bei weiter proximal im Colon descendens lokalisierten Tumoren wurde standardisiert eine Hemikolektomie links durchgeführt. Beide Resektionsverfahren erforderten die terminoterminale Anastomose (Deszendo- bzw. Transversorektostomie) intrakorporal in Double-Stapler-Technik.

Bei Rektumkarzinomen des mittleren und unteren Rektumdrittels (< 12 cm ab Anokutanlinie bei starrer Rektoskopie), bei denen eine sphinktererhaltende tiefe anteriore Resektion vorgenommen wurde, wurde eine komplette Mesorektumexzision (TME) regelhaft ausgeführt. Während sich die TME laparoskopisch infolge des Vergrößerungseffekts in idealer Weise durchführen lässt, treten nicht selten technische Schwierigkeiten beim Absetzen des Rektums (z.B. bei engem männlichem Becken) auf, so dass diese Maßnahme über eine Pfannenstielinzision fortgeführt werden muss.

Tumoren des tiefen Rektumdrittels mit Sphinkterinfiltration, die eine kontinenzerhaltende ultratiefe oder intersphinktäre Resektion aus onkologischen Gründen nicht zuließen, wurden laparoskopisch abdominoperineal exstirpiert. Alle onkologischen Standards wurden dabei berücksichtigt.

Grundsätzlich für alle Tumoren galt, dass eine exakte Lokalisationsdiagnostik durch eine intraoperative Endoskopie (CO_2-Endoskopie) durchgeführt wurde. Regelhaft wurden bei allen laparoskopischen Resektionen bei der Vorverlagerung des tumortragenden Segments vor die Bauchdecke bzw. bei der Bergung des Tumors die kleinen Laparotomiewunden mit einer Schutzfolie abgedeckt, um eine direkte Kontamination mit Tumorzellen zu vermeiden (Abb. 1).

Als Indikation zur Konversion von der minimal invasiven zur offenen Operationstechnik gelten bislang noch alle T4-Tumoren. Wenn im Rahmen der laparoskopischen Exploration der Bauchhöhle der Verdacht auf eine Tumorinfiltration der Serosa besteht oder wenn es sich um große Tumoren handelt, die sich nur schwer mobilisieren lassen, muss man eine Konversion erwägen, da in diesen Fällen das Risiko der intraoperativen Tumoreröffnung bzw. die Gefahr der Tumorzellverschleppung ansteigt.

Durch die Fortschritte des perioperativen anästhesiologischen Monitorings, der präoperativen Vorbereitung und der postoperativen Intensivüberwachung müssen Patienten mit hohem Alter und/oder schwerer kardiopulmonaler Komorbidität derzeit nicht a priori vom laparoskopischen Vorgehen ausgeschlossen werden. Im Gegenteil, sie profitieren von der minimal invasiven Operationsmethode [11]. Auch Adipositas permagna und abdominale Voroperationen stellen keine Kontraindikationen zur laparoskopischen Operation mehr dar [12].

Evaluation der Daten

Alle Daten der laparoskopischen Tumorchirurgie beim kolorektalen Karzinom wurden in einem prospektiven Register (anonymisierte PC-Datenbank) gespeichert, das regelmäßig durch die Befunde der Tumornachsorge aktualisiert wurde. Alle Patienten wurden präoperativ über die fehlenden Langzeitergebnisse der laparoskopischen Operationsmethode bei onkologischen Resektionen aufgeklärt («informed consent»). Die Tumornachsorge beim kolorektalen Karzinom wurde standardisiert durchgeführt. Überlebenskurven wurden zensiert nach Kaplan-Meier berechnet. Bei Vergleichsangaben mit konventionell operierten Patienten wurden «matched pairs» im Hinblick auf Alter, Geschlecht, Tumorstadium und Operationsverfahren gebildet. Details zum prospektiven Tumorregister bei laparoskopischen kolorektalen Karzinomeingriffen sind bereits mehrfach beschrieben worden [7–10]. Für die vorliegende Analyse wurden nur laparoskopisch vollendete Operationen in kurativer Intention zur Prognoseauswertung eingeschlossen.

Chirurgisch-onkologische Ergebnisse

Innerhalb von 8 Jahren (1993–2001) wurden an der Klinik für Chirurgie des Universitätsklinikums Lübeck 102 Patienten mit einem primären kolorektalen Karzinom kurativ in laparoskopischer Technik elektiv operiert. In 13 Fällen erfolgte eine Konversion auf das offene Verfahren (Konversionsrate 12,7%). Nur in einem Fall aus der Initialphase erforderte eine chirurgische Komplikation (intraoperative Blutung) die Laparotomie. Weiterhin entwickelten sich bei einem Patienten mit schwerer kardiopulmonaler Komorbidität in der Initialphase der Laparoskopie Beatmungsprobleme, die während der Trendelenburg-Lagerung zunahmen. Die Laparotomie wurde danach geplant durchgeführt.

Tab. 2. Laparoskopische Resektionen beim kolorektalen Karzinom: Tumorstadien, Tumorlokalisation und Operationsverfahren (eigene Ergebnisse)

	Anzahl
Tumorstadium	
UICC I	51
UICC II	7
UICC III	31
Tumorlokalisation	
Kolon	48
Rektum	41
Operationsverfahren	
Hemikolektomie rechts	9
Hemikolektomie links	3
Anteriore Resektion	57
Rektumexstirpation	20

In den anderen Fällen zwangen onkologische bzw. technische Gründe zur Konversion (offene ultratiefe Resektion nach laparoskopischer Mobilisation aus onkologischer Sicht möglich; intraoperativer Verdacht auf T4-Karzinom).

Somit wurden im Beobachtungszeitraum 89 Patienten (59 Frauen, 30 Männer; mittleres Alter 65,5 Jahre, Bereich 40–88 Jahre) mit einem kolorektalen Karzinom laparoskopisch bzw. laparoskopisch assistiert operiert. Patienten- und Tumorcharakteristika mit den entsprechenden Operationsverfahren sind in Tabelle 2 dargestellt. Die mittlere Operationsdauer lag bei 220 min (Bereich 115–400 min).

Eine intraoperative Tumorzelldissemination, sei es durch spontane Perforation, iatrogene Tumoreröffnung oder Schnitt durch Tumorgewebe, wurde nicht beobachtet. Bei allen laparoskopischen Resektionen konnte eine R0-Resektion durchgeführt werden.

Im Gegensatz zu den eigenen Erfahrungen der offenen Karzinomchirurgie war die perioperative Gabe von Blutkonserven nach laparoskopischen Resektionen deutlich reduziert. Infolge der raschen Erholung der Darmfunktion nach minimal invasiver Operation konnte der Kostaufbau schneller vollzogen werden. Jedoch zeigen die eigenen Ergebnisse keinen signifikanten Unterschied des postoperativen Schmerzmittelverbrauchs sowie der postoperativen Liegezeit, verglichen mit dem konventionellen Verfahren [7, 13].

Die Zahl der resezierten Lymphknoten lag im Mittel bei 14,2 (8–21) Lymphknoten pro Resektat bei laparoskopischer Resektion, verglichen mit 15,2 (10–23) Lymphknoten pro Resektat bei offener Resektion, die im Rahmen einer Fall-Kontroll-Studie («matched pairs» hinsichtlich Alter, Geschlecht, Tumorstadium, Operationsverfahren) retrospektiv untersucht wurden. Länge des Resektats und Abstand des Tumors vom proximalen bzw. distalen Resektionsrand waren bei laparoskopischen Resektionen den eigenen Ergebnissen, die im Rahmen der konventionellen Chirurgie erreicht wurden, gleichwertig.

Nach einer mittleren Beobachtungszeit von 28 (2–98) Monaten sind 93,3% der Patienten (83/89), die laparoskopisch kurativ operiert wurden, rezidivfrei (Tab. 3). Nach kurativer Resektion wegen

Tab. 3. Onkologische Ergebnisse nach kurativer laparoskopischer Operation (eigene Ergebnisse)

Mittleres Follow-up, Monate	28,4
Rezidivfreiheit, %	93,3 (n = 83)
Lokalrezidiv, %	1,1 (n = 1)
Lokalrezidiv und Lebermetastasen, %	1,1 (n = 1)
Fernmetastasen, %	4,5 (n = 4)
Rezidivfreie 3-Jahres-Überlebensrate, %	87

eines UICC-Stadium-I-Tumors kam es in keinem der Fälle zu einem Rezidiv oder zu Metastasen. Zwei Patienten mit einem Rektumkarzinom im UICC-Stadium III entwickelten 41 Monate nach laparoskopischer Rektumexstirpation bzw. 10 Monate nach laparoskopischer anteriorer Rektumresektion jeweils lokoregionäre Rezidive (in einem Fall zusätzlich mit Lebermetastasen). Bei weiteren 4 Patienten wurden im Rahmen der Tumornachsorge Fernmetastasen festgestellt. Trokarkanalmetastasen wurden nicht beobachtet. Die nach Kaplan-Meier berechnete rezidivfreie 3-Jahres-Überlebensrate lag für das Gesamtkollektiv bei 87%.

In der Diskussion: Sind die onkologischen Standards einzuhalten?

Die Diskussion, ob kolorektale Karzinome in kurativer Absicht laparoskopisch reseziert werden dürfen, konzentriert sich derzeit auf drei Problemkreise: Erstens stellt sich die Frage, ob laparoskopisch die gleiche onkologische Radikalität wie in der offenen Tumorchirurgie erreicht wird, zum anderen ist zu klären, ob die No-touch-Technik laparoskopisch in gleicher Weise wie offen umgesetzt werden kann oder ob die laparoskopische Chirurgie ein erhöhtes Risiko der Tumorzellverschleppung und damit verbunden eine schlechtere Prognose in sich birgt. Schließlich orientieren sich Kritik und Skepsis bezüglich der laparoskopischen Chirurgie des kolorektalen Karzinoms an einer bisher ungeklärten Inzidenz von Metastasen im Bereich der Trokarkanäle, «port-site metastases», die in der Anfangsphase laparoskopischer Tumorchirurgie mit erschreckender Häufigkeit beschrieben wurden.

Onkologische Radikalität

Die onkologischen Radikalitätsprinzipien mit proximaler Ligatur der zuführenden Gefäße und systematischer regionärer Lymphadenektomie, Vermeidung der intra- und extraluminären Tumorzelldissemination und En-bloc-Resektion des tumortragenden Darmsegments sind unverzichtbarer Standard in der kurativen Karzinomchirurgie – dies gilt sowohl für konventionelle als auch für laparoskopische Verfahren [7–10].

Präpariert man in der Ebene der Fascia Gerota, gelingt es beim Sigma- und Rektumkarzinom problemlos, die Arteria mesenterica inferior unmittelbar am Abgang aus der Aorta darzustellen und zwischen Clips oder mit dem Vaskular-Stapler zu durchtrennen [7, 9]. Inzidiert man die peritonealen Adhäsionen links des Duodenums, wird auch die Vena mesenterica inferior am Pankreasunterrand sicher dargestellt und zwischen Clips durchtrennt. Die Ebene der Fascia Gerota führt den Operateur zwangsläufig in den retrorektalen Faszienspaltraum. Ureteren und der Plexus hypogastricus sind unter der durchschimmernden Trennschicht sichtbar und werden mühelos geschont [10]. In der Gegend der inkonstanten Vasa hämorrhoidales mediae müssen verstärkte Nervenzüge durchtrennt werden, die zum Rektum streben. In Höhe der Steißbeinspitze bildet der Faszienumschlag, der meist eine kleine Arterie enthält, ein gewisses Präparationshindernis. Beginnt man die ventrale Präparation beim Mann 1 cm blasenwärts der peritonealen Umschlagsfalte, können Dennonvillier-Faszie und Plexus auf den Samenblasen sicher geschont werden.

Somit stellen die laparoskopisch assistierte anteriore Resektion und die Rektumexstirpation Operationsverfahren dar, die sich technisch gut durchführen lassen, und dabei onkologische Radikalitätsprinzipien einhalten. Die TME ist laparoskopisch ebenfalls korrekt durchführbar.

Als Maß für die onkologische Radikalität wird von verschiedenen Autoren die Anzahl der entfernten Lymphknoten bei laparoskopischen Resektionen angegeben. Beim Rektumkarzinom berichten Bärlehner et al. [14] über im Mittel 25,2 Lymphknoten, die mittlere Anzahl bei Franklin et al. [15] lag bei 15,8 Lymphknoten. Insgesamt ist die Anzahl der entfernten Lymphknoten bei laparoskopischem Vorgehen der Anzahl bei konventioneller Resektion vergleichbar und sicher auch von der pathologisch-anatomischen Aufarbeitung des Präparats abhängig [7, 9].

Prinzipiell muss man bei der Frage, ob bei der laparoskopischen Resektion eines kolorektalen Karzinoms die onkologische Radikalität in gleicher Weise eingehalten werden kann wie bei konventioneller Operation, die Ergebnisse der Studiengruppe «Kolorektales Karzinom» (SGKRK) betrachten. Diese zeigte, dass die Lokalrezidivrate und die stadienabhängigen 5-Jahres-Überlebensraten zwischen den beteiligten Zentren um über 50 bzw. 30% differierten [16]. Deshalb erscheint es sinnvoll, die Langzeitergebnisse der laparoskopischen Resektion beim kolorektalen Karzinom am Median oder Durchschnitt der etablierten, konventionellen Chirurgie zu messen und gleichzeitig den «historischen» Datenvergleich und den derzeitigen Mangel an Langzeitergebnissen prospektiver Studien ähnlich wie in der konventionellen Karzinomchirurgie zu bewerten.

Es steht derzeit jedoch fest, dass – adäquate Operationstechnik vorausgesetzt – die Resektion eines kolorektalen Karzinoms onkologisch korrekt in laparoskopischer Technik durchgeführt werden kann. Dies zeigen eindrücklich Studien am menschlichen Leichnam [17]. Klinische Daten zur Radikalität onkologischer laparoskopischer Resektionen sind durch zahlreiche prospektive und retrospektive Vergleichsstudien belegt, die beweisen, dass das Resektionsausmaß und die Anzahl der entnommenen Lymphknoten bei laparoskopischer und konventioneller Operation identisch sind [11, 15, 18–20].

Intraoperative Tumorzellverschleppung

Kontrovers diskutiert wird weiterhin die Frage, ob die laparoskopische Resektion mit einer vermehrten hämatogenen und intraperitonealen Tumorzellverschleppung einhergeht [6, 7]. Die in der konventionellen Karzinomchirurgie als erster Schritt jeder onkologischen Resektion beim kolorektalen Karzinom geforderte Unterbindung der Stammgefäße, d.h. die vollständige Einhaltung der No-touch-Technik, ist laparoskopisch in gleicher Weise möglich wie in der konventionellen Chirurgie. Dies setzt die Erfahrung und die ständige Weiterentwicklung der eigenen Fähigkeiten sowohl in konventioneller und laparoskopischer Technik als auch generell in der kolorektalen Tumorchirurgie voraus. Grundsätze der No-touch-Technik müssen strikt eingehalten werden: Ist die No-touch-Technik fester Bestandteil der laparoskopischen Resektion, sind die Ergebnisse wahrscheinlich zumindest identisch.

Eine Reihe von experimentellen Untersuchungen zeigt darüber hinaus, dass das peritoneale Tumorwachstum nach laparoskopischen Eingriffen signifikant geringer ist als nach konventionellen Resektionen. Dieser Effekt kann möglicherweise verstärkt werden, wenn Raumluft durch bestimmte Gase ersetzt wird [21–26].

Das potentielle Risiko der intraperitonealen Tumorzellverschleppung kann zusätzlich zu den Grundsätzen der No-touch-Technik dadurch vermindert werden, dass man ausschließlich atraumatische Instrumente verwendet, bipolare Koagulation und Fasszangen in der Nähe des Tumors vermeidet. Operationssitus und die Instrumente sollten regelmäßig und ausgiebig gespült werden [10].

In Übereinstimmung mit der Standortbestimmung der videoendoskopischen Chirurgie von Müller [27] ergibt sich unabhängig davon bei fortgeschrittenen Tumoren mit großem Durchmesser das Problem, dass die zur Bergung des Resektats notwendige Minilaparotomie die Vorteile des minimal invasiven Zugangs aufhebt. Deshalb – und natürlich auch aus onkologischen Gründen – sind große und damit auch häufig fortgeschrittene kolorektale Karzinome für die laparoskopische Technik weniger geeignet.

Trokarkanalmetastasen

Diese Form von Metastasen wurde nach kurativen Resektionen an Kolon und Rektum, nach palliativen Eingriffen und nach Staging-Laparoskopien wegen anderer Malignome beobachtet [28–32]. Da Wundmetastasen in der konventionellen Karzinomchirurgie nach dem klinischen Eindruck eher selten sind, waren Berichte, die vor allem aus der Anfangszeit der laparoskopischen kolorektalen Tumorchirurgie stammen, für jeden laparoskopisch operierenden Chirurgen alarmierend.

Vor der Ära der laparoskopischen Chirurgie findet man jedoch nur zwei Studien, die Wundmetastasen nach konventioneller Resektion beim kolorektalen Karzinom an größeren Kollektiven beschreiben [33, 34]. Die in den 90er Jahren veröffentlichte Rate von Tumorrezidiven in einer Laparotomiewunde liegt zwischen 0,6 und 1% [33, 34]. Hughes et al. [33] berichteten über 11 Wundrezidive bei 1603 Patienten (0,68%); Reilly et al. [34] stellten in ihrem Kollektiv von 1711 Patienten eine Inzidenz von 0,6% fest. Insgesamt ist das Auftreten von Metastasen in Laparotomiewunden nach konventioneller Resektion nur selten Gegenstand der Literatur.

1993 wurde erstmals über eine Trokarkanalmetastase nach laparoskopischer Hemikolektomie rechts wegen eines Dukes-C-Karzinoms berichtet [35]. Seither zeigten mehrere Veröffentlichungen, dass Trokarkanalmetastasen sowohl bei fortgeschrittenen Tumorstadien als auch nach laparoskopischen Resektionen von T1- bzw. Dukes-A-Karzinomen auftraten [36–39]. Betrachtet man die retrospektiven und prospektiven Studien der letzten 5 Jahre, die über die Ergebnisse an größeren Zentren berichten, so zeigt sich jedoch eindeutig, dass die Inzidenz von Wundmetastasen nach laparoskopischer Resektion nicht höher ist als nach offener Resektion [40–57] (Tab. 4).

Tab. 4. Trokarkanalmetastasen nach laparoskopischer kurativer Resektion beim kolorektalen Karzinom (Literaturübersicht)

Autor	Jahr	Patientenzahl	Trokarkanalmetastasen	
			n	%
Gellman et al. [40]	1996	58	1	1,7
Franklin et al. [41]	1996	191	0	
Hoffman et al. [42]	1996	130	1	0,8
Kwok et al. [43]	1996	83	1	1,2
Vukasin et al. [44]	1996	451	5	1,1
Fleshman et al. [45]	1996	372	4	1,1
Lacy et al. [46]	1997	106	0	
Fielding et al. [47]	1997	149	2	1,3
Larach et al. [48]	1997	108	0	
Croce et al. [49]	1997	134	1	0,9
Khalili et al. [50]	1998	80	0	
Bouvet et al. [51]	1998	91	0	
Leung et al. [52]	1999	154	1	0,6
Poulin et al. [53]	1999	135	0	
Pearlstone et al. [54]	1999	93	0	
Böhm et al. [55]	1999	63	0	
Melotti et al. [56]	1999	163	2	1,2
Schiedeck et al. [57]	2000	399	1	0,3
Gesamt		2960	19	0,6

Zahlreiche experimentelle Studien (in vitro, in vivo) sind zwischenzeitlich vollendet worden, die die Entstehung der Trokarkanalmetastasen zu klären suchten, und verschiedene Theorien bzw. Erklärungsversuche – unter anderem die direkte Implantation in die Trokarkanäle durch kontaminierte Instrumente, hämatogene Aussaat oder durch das Pneumoperitoneum direkt induziert – beinhalten [22–26]. Dennoch besteht derzeit kein einheitliches bzw. allgemein akzeptiertes Konzept [7, 28, 29]. Auch lassen sich einige Ergebnisse der experimentellen Forschung auf diesem Gebiet nicht direkt im klinischen Alltag nachvollziehen [6].

Die Rate an Trokarkanalmetastasen kann in der klinischen Anwendung minimiert werden, wenn die Grundsätze der No-touch-Technik genau beachtet, das Resektat über einen Bergebeutel extrahiert und die Instrumente regelmäßig mit zytotoxischen Lösungen gespült werden. Faszie und Peritoneum sollten nach zytotoxischer Wundspülung im Bereich der Trokarinzisionen verschlossen werden. Die gaslose Laparoskopie scheint derzeit vielversprechend, Empfehlungen können jedoch noch nicht gegeben werden [25]. Insgesamt aber konnte die Inzidenz von Port-site-Metastasen in Zentren so vermindert werden, dass sie derjenigen der Wundmetastasen in der offenen Chirurgie entspricht. Ungenügende Technik und mangelnde Erfahrung in der Anfangsphase könnten hier ein Problem geschaffen haben, das nur scheinbar der Erklärung aus den spezifischen Gegebenheiten der Laparoskopie bedarf.

Stellenwert der laparoskopischen Chirurgie beim kolorektalen Karzinom

Die Ergebnisse zahlreicher retrospektiver und prospektiver Studien bzw. Vergleichsstudien beim kolorektalen Karzinom zeigen, dass die anerkannten onkologischen Standards der konventionellen Tumorchirurgie in der laparoskopischen Chirurgie bei geeigneter Indikation kompromisslos einzuhalten sind und sich die Morbidität nicht unterscheidet [40–59]. Die Vorteile der minimal invasiven Chirurgie werden in der postoperativen Phase deutlich und sind durch randomisierte Studien belegt [60, 61]. Die Radikalität und die onkologischen Ergebnisse hinsichtlich Rezidivrate und Überlebenszeit bei kurativen Resektionen eines kolorektalen Karzinoms scheinen gleichwertig – dies wird auch von vorläufigen Daten dreier limitierter prospektiv-randomisierter Studien belegt [62–65]. Die eigenen Ergebnisse bei 89 kurativ resezierten Patienten und die gemeinsame Datenanalyse von fünf Zentren der Studiengruppe «Laparoskopische Kolorektale Chirurgie», bei der 399 laparoskopische kurative Resektionen ausgewertet wurden und die bei einer mittleren Nachbeobachtungsdauer von 30 Monaten eine lokoregionäre Rezidivrate von 1,5% sowie eine systemische Aussaat von 6,3% zeigte [57], machen dies ebenfalls deutlich. Die Ergebnisse der großen prospektiv-randomisierten Multizenterstudien (USA Intertrial, COLOR, LAPKON II) bleiben jedoch abzuwarten, um den Stellenwert der laparoskopischen Chirurgie zu bestimmen.

Im Rahmen der chirurgischen Therapie gutartiger Erkrankungen des Kolons und des Rektums hat die laparoskopische Technik ihren Platz bereits erobert. Die vorläufigen Ergebnisse beim kolorektalen Karzinom lassen jedoch kaum mehr Zweifel daran, dass die laparoskopische Resektion im Vergleich zur konventionellen, ohne onkologische Standards preiszugeben, weder mit einer erhöhten Rezidivrate noch mit einer erniedrigten Überlebensrate einhergeht. Da Langzeitergebnisse noch nicht vorliegen, bleibt jedoch zu fordern, dass laparoskopische Resektionen beim kolorektalen Karzinom nur innerhalb prospektiver bzw. randomisierter Studien durchgeführt werden, um verlässliche Daten zu erhalten.

Literatur

1 Bennett CL, Stryker SJ, Rosario Ferreira M, Adams J, Beart RW Jr: The learning curve for laparoscopic colorectal surgery. Arch Surg 1997;132:41–44.
2 Bruch HP, Schiedeck THK, Schwandner O: Laparoscopic colorectal surgery: A five-year experience. Dig Surg 1999;16:45–54.
3 Bruch HP, Herold A, Schiedeck T, Schwandner O: Laparoscopic surgery for rectal prolapse and outlet obstruction. Dis Colon Rectum 1999;42:1189–1195.
4 Schiedeck THK, Schwandner O, Bruch HP: Laparoskopische Sigmaresektion bei Divertikulitis. Chirurg 1998;69:846–853.
5 Böhm B, Schwenk W, Jacobi C, Müller JM: Laparoskopische Resektion kolorektaler Karzinome. Zentralbl Chir 1998;123:469–476.
6 Bruch HP, Schwandner O: Current status of laparoscopic surgery in colorectal cancer. Onkologie 2000;23:29–32.
7 Bruch HP, Schwandner O, Roblick UJ, Schimmelpenning H, Schiedeck THK: Laparoskopische Chirurgie des kolorektalen Karzinoms: Modeerscheinung oder Zukunft? Chir Gastroenterol 2000;16:245–250.
8 Bruch HP, Schwandner O, Sterk P, Schiedeck THK: Aktuelle Entwicklungen in der operativen Therapie des Rektumkarzinoms unter besonderer Berücksichtigung sphinkterhaltender und laparoskopischer Eingriffe. Onkologe 2001; 7:381–390.
9 Bruch HP, Schwandner O, Schiedeck THK, Roblick UJ: Actual standards and controversies on operative technique and lymph-node dissection in colorectal cancer. Langenbecks Arch Surg 1999;384:167–175.
10 Bruch HP, Herold A, Schiedeck THK, Schwandner O: Laparoskopische Chirurgie des Rektumkarzinoms. Zentralbl Chir 1997;122:1134–1141.
11 Schwandner O, Schiedeck THK, Bruch HP: Advanced age – indication or contraindication for laparoscopic colorectal surgery? Dis Colon Rectum 1999;42:356–362.
12 Schwandner O, Schiedeck THK, Bruch HP: The role of conversion in laparoscopic colorectal surgery: Do predictive factors exist? Surg Endosc 1999;13:151–156.
13 Schwandner O, Schiedeck THK, Killaitis C, Bruch HP: A case-control study comparing laparoscopic versus open surgery for rectosigmoidal and rectal cancer. Int J Colorect Dis 1999;14:158–163.
14 Bärlehner E, Heukrodt B, Anders S: Laparoskopische Rektosigmoidresektion wegen Karzinom. Min Invas Chir 1996;5:97–103.
15 Franklin ME Jr, Rosenthal D, Norem RF: Prospective evaluation of laparoscopic colon resection versus open colon resection for adenocarcinoma. Surg Endosc 1995;9:811–816.
16 Hermanek P Jr, Wiebelt H, Riedl S, Staimmer D, Hermanek P: Langzeitergebnisse der chirurgischen Therapie des Coloncarcinoms. Ergebnisse der Studiengruppe Kolorektales Karzinom (SGKRK). Chirurg 1994;65:287–297.
17 Decanini C, Milsom JW, Böhm B, Fazio VW: Laparoscopic oncologic abdominoperineal resection. Dis Colon Rectum 1994;37:552–558.
18 Goh YC, Eu KW, Seow-Chen F: Early postoperative results of a prospective series of laparoscopic vs. open anterior resections for rectosigmoid cancers. Dis Colon Rectum 1997;40:776–780.
19 Tate JJT, Kwok S, Dawson JW, Lau WY, Li AKC: Prospective comparison of laparoscopic and conventional anterior resection. Br J Surg 1993;80:1396–1398.
20 Seow-Choen F, Eu KW, Ho YH, Leong AF: A preliminary comparison of a consecutive series of open versus laparoscopic abdomino-perineal resection for rectal adenocarcinoma. Int J Colorect Dis 1997;12:88–90.
21 Allardyce RA, Morreau P, Bagshaw PF: Operative factors affecting tumor cell distribution following laparoscopic colectomy in a porcine model. Dis Colon Rectum 1997;40:939–945.
22 Bouvy ND, Marquet RL, Jeekel H, Bonier HJ: Impact of gas(less) laparoscopy and laparotomy on peritoneal tumor growth and abdominal wall metastases, Ann Surg 1996;224:694–701.
23 Hewett PJ, Thomas WM, King G, Eaton M: Intraperitoneal cell movement during abdominal carbon dioxide insufflation and laparoscopy. Dis Colon Rectum 1996;39(suppl):S62–66.
24 Jones DB, Guo LW, Reinhard MK, Soper NL, Philpott GW, Connett J, Fleshman JW: Impact of pneumoperitoneum on trocar site implantation of colon cancer in hamster model. Dis Colon Rectum 1995;38:1182–1188.
25 Watson DI, Mathew G, Ellis T, Baigrie CF, Rofe AM, Jamieson GG: Gasless laparoscopy may reduce the risk of port-site metastases following laparoscopic tumor surgery. Arch Surg 1997; 132:166–168.
26 Whelan RL, Sellers GJ, Allendorf JD, Laird D, Bessler MD, Nowygrod R, Treat MR: Trocar site recurrence is unlikely to result from aerosolization of tumor cells. Dis Colon Rectum 1996;39(suppl):S7–13.
27 Müller JM: Videoendoskopische Chirurgie. Eine Standortbestimmung. Dtsch Ärztebl 1999; 96:A1779–1785.
28 Johnstone PAS, Rohde DC, Swartz SE, Fetter JE, Wexner SD: Port-site recurrences after laparoscopic and thoracoscopic procedures in malignancy. J Clin Oncol 1996;14:1950–1956.
29 Neuhaus SJ, Texler M, Hewett PJ, Watson DI: Port-site metastases following laparoscopic surgery. Br J Surg 1998;85:735–741.
30 Jorgensen JO, McCall JL, Morris DL: Port site seeding after laparoscopic ultrasonographic staging of pancreatic carcinoma, Surgery 1995; 117:118.
31 Patsner B, Damien M: Umbilical metastases from a stage IB cervical cancer after laparoscopy: A case report. Fertil Steril 1992;88:1248–1249.

32 Stolla V, Ross D, Bladow F, Rather C, Ayuso D, Serment G: Subcutaneous metastases after coelioscopic lymphadenectomy for vesical urothelial carcinoma. Eur J Urol 1994;36:342–343.
33 Hughes ES, McDermott FT, Polglase AI, Johnson WR: Tumor recurrence in the abdominal wall scar after large bowel cancer surgery. Dis Colon Rectum 1983;26:571–572.
34 Reilly WT, Nelson H, Schroeder G, Wieand HS, Bolton J, O'Connell MJ: Wound recurrence following conventional treatment of colorectal cancer: A rare but perhaps underestimated problem. Dis Colon Rectum 1996;39:200–207.
35 Alexander RJ, Jacques BC, Mitchell KG: Laparoscopically assisted colectomy and wound recurrence (letter). Lancet 1993;341:249–250.
36 Fingerhut A: Laparoscopic colectomy: The French experience; in Jager R, Wexner SD (eds): Laparoscopic Colorectal Surgery. New York, Churchill Livingstone, 1995, pp 253–257.
37 Fusco MA, Paluzzi MW: Abdominal wall recurrence after laparoscopic-assisted colectomy for adenocarcinoma of the colon. Dis Colon Rectum 1993;36:858–861.
38 Lauroy J, Champault G, Risk N, Boutelier P: Metastatic recurrence at the cannula site: Should digestive carcinomas still be managed by laparoscopy? (abstract) Br J Surg 1994;81(suppl):31.
39 Prasad A, Avery C, Foley RJE: Abdominal wall metastases following laparoscopy (letter). Br J Surg 1994;81(suppl):31.
40 Gellman L, Salky B, Edye M: Laparoscopic assisted colectomy. Surg Endosc 1996;10:1041–1044.
41 Franklin ME Jr, Rosenthal D, Abrego-Medina D, Dorman JP, Glass JL, Norem R, Diaz A: Prospective comparison of open vs. laparascopic colon surgery for carcinoma. Dis Colon Rectum 1996;39(suppl):S35–46.
42 Hoffman GC, Baker JW, Doxey JB, Hubbard GW, Ruffin WK, Wishner JA: Minimally invasive surgery for colorectal cancer. Initial follow-up. Ann Surg 1996;223:790–798.
43 Kwok SP, Lau WY, Carey PD, Kelly SB, Leung KL, Li AK: Prospective evaluation of laparoscopic-assisted large bowel excision of cancer. Ann Surg 1996;223:170–176.
44 Vukasin P, Ortega AE, Greene FL, Steele GD, Simons AJ, Authone GF, Weston LA, Beart RW Jr: Wound recurrence following laparoscopic colon cancer resection: results of The American Society of Colon and Rectal Surgeons Laparoscopic Registry. Dis Colon Rectum 1996;39:S20–S23.
45 Fleshman JW, Nelson H, Peters WR, Kim HC, Larach S, Boorse RR, Ambroze W, Leggett P, Bleday R, Stryker S, Christenson B, Wexner S, Senagore A, Rattner D, Sutton J, Fine AP: Early results of laparoscopic surgery for colorectal cancer: Retrospective analysis of 372 patients treated by Clinical Outcomes of Surgical Therapy (COST) Study Group. Dis Colon Rectum 1996;39(suppl):S53–S58.
46 Lacy AM, Garcia-Valdecasas JC, Delgado S, Grande L, Fuster J, Tabet J, Ramos C, Pique JM, Cifuentes A, Visa J: Postoperative complications of laparoscopic-assisted colectomy. Surg Endosc 1997;11:119–122.
47 Fielding GA, Lumley J, Nathanson L, Hewitt P, Rhodes M, Stitz R: Laparoscopic colectomy. Surg Endosc 1997;11:745–749.
48 Larach SW, Patankar SK, Ferrara A, Williamson PR, Perozo SE, Lord AS: Complications of laparoscopic colorectal surgery: Analysis and comparison of early vs. later experience. Dis Colon Rectum 1997;40:592–596.
49 Croce E, Azzola M, Russo R, Golia M, Olmi S: Laparoscopic colectomy: The absolute need for a standard operative technique. J Soc Laparoendosc Surg 1997;1:217–224.
50 Khalili TM, Fleshner PR, Hiatt JR, Sokol TP, Manookian C, Tsushima G, Phillips EH: Colorectal cancer: Comparison of laparoscopic with open approaches. Dis Colon Rectum 1998; 41:832–838.
51 Bouvet M, Mansfield PF, Skibber JM, Curley SA, Ellis LM, Giacco GG, Madary AR, Ota DM, Feig B: Clinical, pathologic, and economic parameters of laparoscopic colon resection for cancer. Am J Surg 1998;176:554–558.
52 Leung KL, Yiu RY, Lai PB, W Lee JF, Thung KH, Lau WY: Laparoscopic-assisted resection of colorectal carcinoma: five-year audit. Dis Colon Rectum 1999;42:327–332.
53 Poulin EC, Mamazza J, Schlachta CM, Gregoire R, Roy N: Laparoscopic resection does not adversely affect early survival curves in patients undergoing surgery for colorectal adenocarcinoma. Ann Surg 1999;229:487–492.
54 Pearlstone DB, Mansfield PF, Curley SA, Kumparatana M, Cook P, Feig BW: Laparoscopy in 533 patients with abdominal malignancy. Surgery 1999;125: 67–72.
55 Böhm B, Schwenk W, Müller JM: Long-term results after laparoscopic resection of colorectal carcinoma. Chirurg 1999;70:453–455.
56 Melotti G, Tamborrino E, Lazzaretti MG, Bouilauri S, Mecheri F, Piccoli M: Laparoscopic surgery for colorectal cancer. Semin Surg Oncol 1999;16:332–336.
57 Schiedeck THK, Schwandner O, Baca I, Bärlehner E, Konradt J, Köckerling F, Kuthe A, Buerk C, Herold A, Bruch H-P: Laparoscopic surgery for the cure of colorectal cancer: Results of a German five-center study. Dis Colon Rectum 2000; 43:1–8.
58 Bokey EL, Moore JWE, Keating JP, Zelas P, Chapuis PH, Newland RC: Laparoscopic resection of the colon and rectum for cancer. Br J Surg 1997;84: 822–825.
59 Köckerling F, Reymond MA, Schneider C, Wittekind C, Scheidbach H, Konradt J, Köhler L, Bärlehner E, Kuthe A, Bruch, H-P: Prospective multicenter study of the quality of oncologic resections in patients undergoing laparoscopic colorectal surgery for cancer. The Laparoscopic Colorectal Surgery Study Group. Dis Colon Rectum 1998; 41: 963–970.
60 Schwenk W, Böhm B, Müller JM: Postoperative pain and fatigue after laparoscopic or conventional colorectal resections. A prospective randomized trial. Surg Endosc 1998;12:1131–1136.
61 Delgado S, Lacy AM, Filella X, Castells A, Garcia-Valdecasas JC, Pique JM, Momblau D, Visa J: Acute phase response in laparoscopic and open colectomy in colon cancer. Dis Colon Rectum 2001;44:638–646.
62 Lacy AM, Delgado S, Garcia-Valdecasas JC, Castells A, Pique JM, Grande L, Fuster J, Targarona EM, Pera M, Visa J: Port site metastases and recurrence after laparoscopic colectomy. A randomized trial. Surg Endosc 1998;12:1039–1042.
63 Milsom JW, Böhm B, Hammerhofer KA, Fazio V, Steiger E, Elson P: A prospective, randomized trial comparing laparoscopic versus conventional techniques in colorectal cancer surgery: A preliminary report. J Am Coll Surg 1998;187:46–57.
64 Stage JG, Schulze S, Moller P, Overgaard H, Andersen M, Rebsdorf-Pedersen VB, Nielsen HJ: Prospective randomized study of laparoscopic versus open colonic resection for adenocarcinoma. Br J Surg 1997;84:391–396.

Chirurgische Gastroenterologie Interdisziplinär

Chir Gastroenterol 2001;17(suppl 2):12–15

Langzeitergebnisse der laparoskopischen Chirurgie beim kolorektalen Karzinom

T. H. K. Schiedeck U. J. Roblick O. Schwandner H. J. Duepree H.-P. Bruch

Klinik für Chirurgie, Universitätsklinikum Lübeck

Schlüsselwörter

Laparoskopische Chirurgie · Kolorektales Karzinom · Onkologie

Zusammenfassung

Die laparoskopische Therapie des kolorektalen Karzinoms wird nach wie vor sehr kritisch betrachtet. Dies beruht einzig auf einer rein subjektiven Bewertung durch die Fachwelt, denn bis zum jetzigen Zeitpunkt liegen noch zu wenige Daten vor, als dass eine endgültige Stellungnahme erlaubt wäre. Im Gegenteil dazu liefern die wenigen verfügbaren randomisierten und prospektiv kontrollierten Studien zur laparoskopischen Karzinomchirurgie Ergebnisse, die den konventionellen Verfahren gleichwertig, mitunter sogar überlegen sind. Sie wurden durch Experten an laparoskopisch erfahrenen Zentren erarbeitet. Folgende Vorbehalte bleiben bestehen: Die Nachbeobachtungszeit ist noch zu kurz. Außerdem unterliegen nahezu alle Studien einer Bias, bezogen sowohl auf die Patientenselektion als auch auf die Erfahrung der Klinik bzw. die individuelle Expertise des jeweiligen Operateurs. Fazit: Die laparoskopische kolorektale Karzinomchirurgie liefert bislang in der Hand von Experten an selektionierten Patienten sehr gute Ergebnisse. Eine allgemeine Empfehlung für diese Verfahren kann noch nicht gegeben werden.

Key Words

Laparoscopic surgery · Colorectal cancer · Oncology

Summary

Long-Term Results of Laparoscopic Surgery in Colorectal Cancer

Laparoscopic therapy for colorectal cancer is still under critical evaluation. At this point the evidence is mainly based upon subjective evaluation by the professionals. Nevertheless, there are still too few data in which a final conclusion could be drawn. On the other hand, the few available randomized and prospective controlled studies concerning laparoscopic carcinoma surgery offer very positive results. The laparoscopic procedure seems to be equivalent and often superior to conventional approaches. All studies were performed by experts in the field and done at laparoscopically experienced surgical centers. One of the major drawbacks in these studies is that the follow-up periods are still too short. Furthermore, the results of almost all present studies are biased by patient selection and the experience of the clinic and/or the laparoscopic skills of individual surgeons. The conclusion can be drawn that the laparoscopic surgical approach in colorectal cancer yields promising results in selected patients when experts are performing the surgery. Nonetheless, this evidence is not strong enough to make general recommendations for the procedure.

Einleitung

Die laparoskopische Chirurgie zur Behandlung des kolorektalen Karzinoms hat auch 10 Jahre nach der ersten Kolonresektion noch keine breite Akzeptanz gefunden. Die initiale Euphorie wurde sehr rasch durch schlechte Anfangsergebnisse gedämpft. Insbesondere eine hohe Rate von Lokalrezidiven, aber vor allem auch die hohe Inzidenz von Trokarkanalmetastasen, war ernüchternd. Andererseits wurde ein im Rahmen der laparoskopischen Chirurgie bislang einzigartiges wissenschaftliches Engagement in Gang ge-

KARGER

Fax +49 761 452 07 14
E-mail Information@Karger.de
www.karger.com

Accessible online at:
www.karger.com/journals/cga

PD Dr. T.H.K. Schiedeck
Klinik für Chirurgie
Universitätsklinikum Lübeck
Ratzeburger Allee 160, D-23538 Lübeck (Deutschland)
Tel. +49 45 15 00-60 71, Fax -35 63
E-mail THK.Schiedeck@ukl.mu-luebeck.de

setzt, welches darauf abzielte, die Sachlage konsequent vor einer flächendeckenden Einführung des neuen Verfahrens zu klären. Inzwischen hat sich in verschiedenen klinischen Zentren eine fundierte Expertise herausgebildet, die eine aktualisierte Betrachtung der Situation ermöglicht.

Zu diskutieren sind einerseits unmittelbar perioperative Faktoren. Sie umfassen die technische Durchführbarkeit einer laparoskopischen Karzinomoperation, Operationsdauer, Kosten, intra- und postoperative Komplikationen, Blutverbrauch, Schmerzmittelbedarf, Klinikaufenthalt und Rekonvaleszenzzeit. Im Rahmen der Karzinomchirurgie müssen darüber hinaus Fragen nach der Anzahl entnommener Lymphknoten, dem Resektionsabstand, der berührungsfreien Technik und Präparatebergung beantwortet werden. Die zuletzt aufgeführten Einflussgrößen nehmen eine Zwitterstellung ein: Sie sind den Frühergebnissen zuzurechnen, zeigen ihre Auswirkung jedoch erst im Langzeitverlauf. Dieser wird ebenso über die Inzidenz von Narbenhernien wie auch Anastomosenstenosen Auskunft geben. Ob laparoskopische kolorektale Chirurgie bei der Behandlung von Malignomen eine Zukunft hat, wird sich letztlich jedoch an Lokalrezidiv- und Überlebensrate bzw. der Metastaseninzidenz entscheiden.

Welche Langzeitergebnisse liegen vor?

Analysiert man hierzu die Literaturdaten, so muss folgendes konstatiert werden: Kolon- und Rektumkarzinome sind nicht in jeder Lokalisation für eine laparoskopische Operation geeignet. Hauptsächlich werden Tumoren des Zökums, Colon ascendens, Sigmas, oberen Rektums bzw. im Analkanal lokalisierte Neoplasien laparokopisch operiert. Selten wird über Karzinome des Colon transversum, der Flexuren oder des mittleren bzw. unteren Rektumdrittels berichtet. Die bevorzugten Eingriffe sind demzufolge die Hemikolektomie rechts, anteriore Rektumresektion und die abdominoperineale Rektumexstirpation. Eine Reihe von Publikationen liegen vor, die über gute bis sehr gute onkologische Frühergebnisse der laparoskopischen kolorektalen Chirurgie berichten. Randomisierte Studien sind selten. Die meisten der publizierten Studien beruhen nach Angaben der Autoren jedoch auf prospektiv kontrollierten Untersuchungen [1–14]. Trotzdem ist nach diesen originären Publikationen von denselben Autoren nur selten zusätzliches Datenmaterial veröffentlicht worden, welches Aufschluss über den Langzeitverlauf der Patienten gibt. Eine Ausnahme hierzu bildet z. B. die Arbeitsgruppe von Franklin [15], die auch nach 5 Jahren über exzellente Ergebnisse der laparoskopischen Operationstechnik berichtet. Zwischen 1991 und 1998 wurden 50 Patienten mit kolorektalen Karzinomen im Stadium UICC III (Dukes C) operiert. Die Konversionsrate wird mit 6%, die Komplikationsrate mit 14% (8% Major-Komplikationen) angegeben. In der überwiegenden Mehrzahl wurden Eingriffe am Linkskolon bzw. Rektum durchgeführt. Das Follow-up reicht von 3–75 Monate und beträgt im Mittel 24 Monate. Die Lokalrezidivrate wird mit 6% angegeben. Portmetastasen entwickelten sich nicht. Die 3-Jahres-Überlebensrate betrug 60,8%, die 5-Jahres-Überlebensrate 49,1%. Verglichen mit den Resultaten aus nationalen Datenbanken (National Cancer Database, Survival Epidemiology End Results) ist zwischen laparoskopischen und konventionellen Operationstechniken diesbezüglich kein Unterschied zu erkennen [15]. Im Rahmen der deutschen 5-Zentren-Studie wurden in einem medianen Follow-up von 26–32 Monaten ebenfalls hervorragende mittelfristige Ergebnisse erzielt. So betrug die Lokalrezidivrate nach anteriorer Rektumresektion 1,9%, nach abdominoperinealer Rektumexstirpation 2,9%, wobei nach Sigmaresektion und Hemikolektomie rechts bzw. links im Beobachtungszeitraum keine Lokalrezidive auftraten [16]. Croce et al. [17] analysierten die Daten von 129 Patienten, welche zwischen 1992 und 1998 operiert wurden. Das mediane Follow-up betrug 27 Monate. Allerdings wird keine klare Information über 3- oder 5-Jahres-Überlebensraten mitgeteilt. Die Lokalrezidvrate wird mit 1,5% beziffert und dies auf «technische Fehler» zurückgeführt, ohne dass eine genaue Definition dazu zu finden ist.

Kakisako et al. [18] können über exzellente Ergebnisse für frühe Tumorstadien berichten. Zwischen 1993 und 1997 wurden 20 Patienten im Tumorstadium UICC I (Dukes A) laparoskopisch operiert und die Ergebnisse mit einer Gruppe von 23 konventionell resezierten Patienten verglichen. In keinem Fall musste zum offenen Verfahren konvertiert werden. Der Follow-up erstreckt sich über einen Zeitraum von 13–60 Monaten (Median 38 Monate). Es wurden keine Lokalrezidive, keine Fernmetastasen und keine Portfiliae beobachtet. Fleshman et al. [19] legten eine multizentrische Analyse zur abdominoperinealen Rektumexstirpation vor. Hierbei wurden 152 offen operierten Patienten 54 laparoskopisch operierte gegenübergestellt. In 9 Fällen musste konvertiert werden. Die Autoren fanden keinen statistisch signifikanten Unterschied zwischen den verschiedenen Gruppen. Die Lokalrezidivrate der offen operierten Patienten betrug 14%, der laparoskopisch komplettierten 19% und der konvertierten Patienten 11%. Die tumorabhängige Sterberate betrug 19% für die konventionell Operierten, 21% bei den laparoskopisch Behandelten und 56% in der Gruppe nach Konversion. Dieser Unterschied war statistisch nicht signifikant. Die 3-Jahres-Überlebensrate wird nach offener Operation mit 67% und nach laparoskopischer Exstirpation mit 60% angegeben. Nach 5 Jahren lebten 51% aus der offen und 35% aus der laparoskopisch operierten Gruppe. Auch dieser Unterschied war statistisch nicht signifikant. Curet et al. [20] publizierten Ergebnisse einer randomisierten Studie mit insgesamt 43 Patienten. 18 wurden konventionell, 25 laparoskopisch anterior am Rektum reseziert, wobei 7 der letzteren Gruppe konvertiert werden mussten (28%). Die Mehrzahl der Patienten war als Stadium Dukes B oder C klassifiert. Die Stadienverteilung in den Gruppen war nahezu gleich. Der Nachbeobachtungszeitraum reicht von 2,5–6,3 Jahre (Median 4,9 Jahre). Die 5-Jahres-Überlebensrate wurde nicht angegeben. Es wurden 2 Rezidive beobachtet (1 offene Resektion, 1 Konversion). Unklar bleibt, ob damit Lokalrezidive oder generelle Rezidive gemeint sind. Tumorabhängige Todesfälle wurden bei 4 (laparoskopisch anteriore Resektion, 22%), 6 (offene Resektion, 33,3%) bzw. 1 Patienten (Konversion, 14%) beobachtet. Trokarkanalmetastasen traten nicht auf. Unsere eigenen prospektiv gewonnenen Ergebnisse beruhen auf 82 Patienten, welche von 1992 bis 2000 in kurativer Intention operiert wurden. Nahezu zwei Drittel dieser Patienten wurden im UICC Stadium I (n = 46), 6 im UICC-Stadium II und 21 im UICC-Stadium III in die Studie eingeschlossen. Die Konversionsrate betrug 11%. Bei insgesamt 43 Patienten wurde eine anteriore Rektumresektion durchgeführt, bei 18 eine abdominoperineale Rektumexstirpation. Darüber hinaus wurden 9 Patienten rechtshemikolektomiert. Der Follow-up betrug im Median 36 Monate. Wir sahen 2,7% Lokalrezidive (alle im Tumorstadium Dukes C). Es traten keine Trokarkanalmetastasen auf. Alle Tumorstadien betrachtet, betrug die tumorabhängige Letalität 6,8%. Die 3-Jahres-Überlebensrate erreichte 93%, nach 5 Jahren leben noch 78% der Patienten.

Diskussion

Die derzeitige Datenlage lässt nur begrenzte Schlussfolgerungen zu. Insgesamt muss angenommen werden, dass generell bei der Mehrzahl der publizierten Daten eine gewisse Patientenselektion zu niedrigeren Tumorstadien vorliegt. Diese Tatsache spricht zunächst einmal keineswegs gegen die laparoskopische Technik. Sie gemahnt nur zur Vorsicht bei der Interpretation der Ergebnisse. Die Untersuchung von Kakisako et al. [18] belegt dabei eindrücklich, wie gewichtig sich eine entsprechende Patientenselektion auf die Ergebnisse auswirken kann. Sofern sich das Tumorstadium präoperativ exakt festlegen lässt, profitieren diese Patienten von der laparoskopischen Technik.

Insgesamt sind die publizierten Daten zum mittel- oder langfristigen Follow-up sehr ermutigend. Die Lokalrezdivrate, sofern angegeben, liegt <10% und kann sich diesbezüglich mit den konventionellen Daten sehr gut messen. Ausnahme bildet hier die amerikanische Arbeit von Fleshman et al. [19]. Hier wird die Lokalrezidivrate der laparoskopischen Eingriffe mit 19% angegeben. Der Vergleich mit den 14% der konventionellen Technik ergibt allerdings keinen statistischen Unterschied, ist jedoch für beide Verfahren nach dem Stand heutiger Technik zu hoch. Besonders nachdenklich stimmt die tumorabhängige Sterberate. Zwischen laparoskopischen und offenen Verfahren besteht hier kein Unterschied (21 versus 19%), aber nach einer Konversion ist die Rate mit 56% mehr als verdoppelt.

Generell bedenklich bei der Bewertung vieler Studien ist die Art, wie die Ergebnisse interpretiert bzw. verglichen werden. Häufig findet sich der lapidare Satz, dass zwischen laparoskopischen und konventionellen Resultaten kein signifikanter Unterschied bestand. Dies ist eine Aussage von sehr geringem Wert. Spätestens seit der vielzitierten Arbeit von Hermanek et al. [21] (stellvertretend für die Studiengruppe Kolorektales Karzinom SGKRK) ist bekannt, wie weit allein die Ergebnisse konventioneller Chirurgie auseinanderdriften. Die publizierten 3- und 5-Jahres-Überlebensraten von Franklin et al. [15] (60% bei UICC III) oder aus der eigenen Klinik liegen im Rahmen der derzeit üblichen Ergebnisse nach offenen Resektionen. Die Multizenterdaten von Fleshman et al. [19] hingegen mit einer 5-Jahres-Überlebensrate von 35% nach laparoskopischer abdominoperinealer Exstirpation erscheinen auch im Vergleich zur konventionellen Technik (51%) ungünstig, wenngleich dieser Unterschied nicht signifikant ist. Möglicherweise liegt das Problem dieser Arbeit in den ungleichen Gruppen (152 versus 35 bzw. 9) begründet. Die Autoren selbst betonen die Notwendigkeit einer prospektiv randomisierten Studie.

Die Datenlage zeigt auch, dass wie auf allen Gebieten der Chirurgie die laparoskopische Karzinomchirurgie einer entsprechenden Lernkurve unterworfen ist. Dabei ist nicht genau definiert, wie viele Operationen der Einzelne durchgeführt haben sollte, bis er als erfahren bezeichnet werden kann. Bennett et al. [22] geben hierfür 40 laparoskopische Kolonresektionen an. Wir würden die Zahl zwischen 40 und 60 Eingriffen ansiedeln. Hierauf basierend sind die Ergebnisse mancher Studie zweifelhaft. Oftmals werden Daten konventioneller Operationstechnik (bezogen auf mehrere hundert Eingriffe) mit Resultaten laparoskopischer Verfahren verglichen, die möglicherweise noch mitten in der Lernkurve gewonnen wurden.

Eine wichtige Frage scheint geklärt: Wundmetastasen sind nicht zwangsläufig häufiger mit der laparoskopischen Technik verbunden. Wurden bis 1995 noch Zahlen von 1–4% publiziert [23], scheint sich die Hypothese zu bestätigen, dass diese Filialisierungen in erster Linie das Resultat inadäquater chirurgischer Technik sind und dass es außerdem gelingt, die Inzidenz unter Beachtung entsprechender Vorsichtsmaßnahmen (berührungsfreie Technik, Wundprotektion bei Präparatebergung) gering zu halten [24]. Umso bedenklicher ist daher die Aussage von Curet et al. [20], die prinzipiell auf jegliche Form der Wundprotektion verzichten. Die Tatsache, dass bei diesem Vorgehen keine Trokarkanalmetastasen auftraten, muss nach derzeitigem Wissensstand allein auf glückliche Fügung zurückgeführt werden. In der Zusammenschau der vorliegenden klinischen Ergebnisse ist die Diskussion darüber, inwieweit das Pneumoperitoneum bzw. CO_2-Gas die Entstehung von Wundmetastasen hervorrufen oder gar eine peritoneale Tumoraussaat begünstigen kann, etwas in den Hintergrund gedrängt worden. Sicherlich spielt auch die unterschiedliche Tumorbiologie bei kolorektalen Karzinomen besonders im Vergleich zum Gallenblasenkarzinom eine wichtige Rolle.

Im Rahmen jeglicher Evaluation laparoskopischer kolorektaler Karzinomchirurgie erhebt sich derzeit der Ruf nach prospektiv randomisierten Studien. Vor wenigen Jahren wurden dazu verschiedene Studien begonnen. Allerdings hatte sich rasch gezeigt, dass die erforderliche Fallzahl, um einen Vorteil der laparoskopischen Technik zu beweisen, so groß war, dass sie nur von großen multizentrisch angelegten Untersuchungen beantwortet werden konnte. Abgesehen von der deutschen LAPKON-II-Studie, welche zur Zeit noch läuft, versprechen zwei international angelegte Untersuchungen erste Ergebnisse: die europäische COLOR-Studie und die nordamerikanische COST-Studie. Man muss sich allerdings darüber im Klaren sein, dass allen diesen Studien eine Rekrutierungszeit von 3–5 Jahren unterlegt ist. Addiert man hierzu ein Follow-up-Intervall von 5 Jahren, so sind mindestens 8 Jahre einzurechnen, bis erste Ergebnisse zu erwarten sind. Dies bedeutet aber auch: 8 Jahre Chirurgie werden inzwischen verstrichen sein, und die technische Entwicklung, aber auch die individuelle Erfahrung des Operateurs wird um 8 Jahre fortgeschritten sein. Damit ist auch zu diesem Zeitpunkt eine abschließende Beurteilung der Ergebnisse nur bedingt möglich, zumal diese Resultate an erfahrenen Zentren gewonnen wurden und nichts über die Möglichkeiten der laparoskopischen Technik in der Breite aussagen. Es steht jedoch außer Frage, dass allein im Rahmen einer Qualitätskontrolle die Teilnahme an einer prospektiven Datenerfassung nicht nur sinnvoll, sondern aus ethischen Gründen dringend erforderlich ist. Auf dem Boden der aktuell vorliegenden Daten lässt sich festhalten: Die laparoskopische Chirurgie des kolorektalen Karzinoms ist in den Händen von erfahrenen Operateuren sicher durchführbar. Die Lokalrezidiv- bzw. Fernmetastasierungsrate ist bei der laparoskopischen Technik im mittelfristigen Follow-up nicht höher. Trokarkanalmetastasen lassen sich durch korrektes Handling weitgehend vermeiden.

Literatur

1 Bärlehner E, Heukrodt B, Anders S: Laparoskopische Rektosigmoidresektion wegen Karzinom. Min Invas Chir 1996;5:97–103.

2 Bruch HP, Herold A, Schiedeck THK, Schwandner O: Laparoskopische Chirurgie des Rektumkarzinoms. Zentralbl Chir 1997;122:1134–1141.

3 Darzi A, Lewis C, Menzies-Gow N, Guillou PJ, Monson JRT: Laparoscopic abdominoperineal excision of the rectum. Surg Endosc 1995;9:414–417.

4 Franklin ME, Rosenthal D, Norem RF: Prospective evaluation of laparoscopic colon resection versus open colon resection for adenocarcinoma – a multicenter study. Surg Endosc 1995;9:811–816.

5 Goh YC, Eu KW, Seow-Choen F: Early postoperative results of a prospective series of laparoscopic vs. open anterior resections for rectosigmoid cancers. Dis Colon Rectum 1997;40:776–80.

6 Hoffman GC, Baker JW, Fitchett CW, Vansant JH: Laparoscopic-assisted colectomy. Initial experience. Ann Surg 1994;219:732–740.

7 Jacobs M, Verdeja JC, Goldstein HS: Minimally invasive colon resection (laparoscopic colectomy). Surg Laparosc Endosc 1991;1:144–150.

8 Khalili TM, Fleshner PR, Hiatt JR, Sokol TP, Manookian C, Tsushima G, Phillips EH: Colorectal cancer: Comparison of laparoscopic with open approaches. Dis Colon Rectum 1998;41:832–838.

9 Köckerling F, Reymond MA, Schneider C, Wittekind C, Scheidbach H, Konradt J, Köhler L, Bärlehner E, Kuthe A, Bruch HP, Hohenberger W: Prospective multicenter study of the quality of oncologic resections in patients undergoing laparoscopic colorectal surgery for cancer. The Laparoscopic Colorectal Surgery Study Group. Dis Colon Rectum 1998;41:963–670.

10 Lord SA, Larach SW, Ferrara A, Williamson PR, Lago CP, Lube MW: Laparoscopic resections for colorectal carcinoma. A three-year experience. Dis Colon Rectum 1996;39:148–154.

11 Milsom JW, Kim SH: Laparoscopic versus open surgery for colorectal cancer. World J Surg 1997;21:702–705.

12 Peters WR, Bartels TL: Minimally invasive colectomy: Are the potential benefits realized? Dis Colon Rectum 1993;36:751–756.

13 Tate JJ, Kwok S, Dawson JW, Lau WY, Li AK: Prospective comparison of laparoscopic and conventional anterior resection. Br J Surg 1993;80:1396–1398.

14 Tucker JG, Ambroze WL, Orangio GR, Duncan TD, Mason EM, Lucas GW: Laparoscopically assisted bowel surgery. Analysis of 114 cases. Surg Endosc 1995;9:297–300.

15 Franklin ME, Kazantsev GB, Abrego D, Diaz EJ, Balli J, Glass JL: Laparoscopic surgery for stage III colon cancer: Long-term follow-up. Surg Endosc 2000;14:612–616.

16 Schiedeck TH, Schwandner O, Baca I, Bärlehner E, Konradt J, Köckerling F, Kuthe A, Buerk C, Herold A, Bruch HP: Laparoscopic surgery for the cure of colorectal cancer: Results of a German five-center study. Dis Colon Rectum 2000;43:1–8.

17 Croce E, Olmi S, Azzola M, Russo R, Di Bonifacio M: Laparoscopic colectomy: Indications, standardized technique and results after 6 years experience. Hepatogastroenterology 2000;47:683–691.

18 Kakisako K, Sato K, Adachi Y, Shiraishi N, Miyahara M, Kitano S: Laparoscopic colectomy for Dukes A colon cancer. Surg Laparosc Endosc Percutan Tech 2000;10:66–70.

19 Fleshman JW, Wexner SD, Anvari M, LaTulippe JF, Birnbaum EH, Kodner IJ, Read TE, Nogueras JJ, Weiss EG: Laparoscopic vs. open abdominoperineal resection for cancer. Dis Colon Rectum 1999;42:930–939.

20 Curet MJ, Putrakul K, Pitcher DE, Josloff RK, Zucker KA: Laparoscopically assisted colon resection for colon carcinoma: Perioperative results and long-term outcome. Surg Endosc 2000; 14:1062–1066.

21 Hermanek PJ, Wiebelt H, Riedl S, Staimmer D, Hermanek P: Long-term results of surgical therapy of colon cancers. Results of the Colorectal Cancer Study Group. Chirurg 1994;65:287–297.

22 Bennett CL, Stryker SJ, Ferreira MR, Adams J, Beart RW Jr: The learning curve for laparoscopic colorectal surgery. Preliminary results from a prospective analysis of 1194 laparoscopic-assisted colectomies (published erratum appears in Arch Surg 1997;132:781) (see comments). Arch Surg 1997;132:41–4; discussion 45.

23 Wexner SD, Cohen SM: Port site metastases after laparoscopic colorectal surgery for cure of malignancy. Br J Surg 1995;82:295–298.

24 Stocchi L, Nelson H: Wound recurrences following laparoscopic-assisted colectomy for cancer. Arch Surg 2000;135:948–958.

Chirurgische Gastroenterologie Interdisziplinär

Chir Gastroenterol 2001;17(suppl 2):16–20

Postoperativer Ileus und Ernährung: Gibt es einen Vorteil der laparoskopischen zur konventionellen Chirurgie?

J. Konradt E. P. M. Lorenz

Abteilung für Allgemein-, Viszeral- und Gefäßchirurgie, Chirurgische Klinik, Zentralklinik Emil von Behring, Berlin-Zehlendorf

Schlüsselwörter
Kolorektale Chirurgie · Minimal invasive Techniken · Postoperative Atonie · Ernährung

Zusammenfassung
Im Rahmen einer prospektiven Beobachtungsstudie bei 769 Patienten mit laparoskopischen kolorektalen Resektionen, die zwischen 1993 und 2000 erfolgten, wurden der postoperative Kostaufbau und die Ausbildung eines postoperativen Ileus untersucht. Als Vergleichskollektiv diente eine Gruppe von 356 Patienten, die in den Jahren 1999 und 2000 konventionell an Kolon und Rektum reseziert worden waren. Bei 57,4% aller minimal invasiv operierten Patienten war der orale Kostaufbau am 3. postoperativen Tag abgeschlossen, am 5. postoperativen Tag waren 94,3% komplett oral aufgebaut. Die Magensonde konnte innerhalb von 12 h bei 16,1%, innerhalb von 24 h bei 79,8% der Patienten entfernt werden. Bei 1,6% aller Patienten wurde keine Magensonde appliziert. Lediglich 67% aller minimal invasiv operierten Patienten mussten postoperativ auf der Intensiv- und Wachstation betreut werden, in der konventionellen Gruppe waren es 90%. Der postoperative Kostaufbau war im Median in der konventionellen Gruppe um 1 Tag verzögert, so dass Infusionen und parenterale Ernährung postoperativ um 2 Tage und der orale Kostaufbau um 1 Tag verschoben waren.

Key Words
Colorectal surgery · Minimally invasive techniques · Postoperative ileus · Oral intake

Summary
Postoperative Ileus and Oral Intake: Is There a Benefit of Laparoscopic versus Conventional Surgery?
Within the framework of a prospective study, 769 patients were laparoscopically resected on colon and rectum between 1993 and 2000. We investigated the postoperative oral intake and the development of postoperative ileus. 356 patients were resected in open technique in the years 1999 and 2000, and the results were compared. At days 3 and 5 postoperatively, 57.4 and 94.3% of the patients in the laparoscopic group, respectively, had a complete oral intake. The gastric tube could be taken out in the first 12 h in 16.1%, and in the first 24 h in 79.8%. 1.6% of patients had no gastric tube. 67% of laparoscopically operated patients stayed postoperatively in the intensive care unit, in open surgery there were 90%. In the open group, the oral intake was delayed in median for 1 day.

Einleitung

Der Stellenwert laparoskopischer Operationstechniken in der Behandlung gutartiger abdominaler Erkrankungen ist heute nahezu unumstritten. Selbst in der Therapie entzündlicher und funktioneller Kolonerkrankungen zeigt sich trotz notwendiger Erfahrung und erheblicher technischer Anforderungen an den Operateur eine zunehmend flächendeckende Verbreitung. Die Analyse großer Behandlungsstudien im deutschen und internationalen Schrifttum bestätigt, dass die laparoskopisch-viszeralchirurgischen Eingriffe bei guten Ergebnissen und gleichzeitig niedriger Komplikationsrate den Resultaten konventioneller Eingriffe zumindest gleichwertig sind. Beschleunigend für die Verbreitung der laparoskopischen Technik wirkten neben Neugier und Innovationshunger

KARGER
Fax +49 761 452 07 14
E-mail Information@Karger.de
www.karger.com

Accessible online at:
www.karger.com/journals/cga

Dr. E. P. M. Lorenz
Abteilung für Allgemein-, Viszeral- und Gefäßchirurgie
Chirurgische Klinik
Zentralklinik Emil von Behring
Gimpelsteig 9, D-14165 Berlin (Deutschland)
Tel. +49 30 81 02 13 23, E-mail epmloren@zedat.fu-berlin.de

der Chirurgen das Drängen der Patienten und nicht zuletzt das wirtschaftliche Interesse der Industrie. Beeinflusst durch die sensationsgeprägten Berichte in den Medien über die Neuerungen der minimal invasiven Chirurgie bestanden viele Patienten auf Anwendung dieser Operationstechniken und zwangen vielfach Abteilungen zum überstürzten Einsatz der minimal invasiven Chirurgie, zum Teil ohne die vorhergehende notwendige technische Schulung der Ärzte. Dabei fand in der Anfangsphase keine systematische Erprobung der laparoskopischen Operationstechniken statt, vermeintliche Vor- und Nachteile der Technik wurden wissenschaftlich nicht überprüft und vergleichende prospektive Untersuchungen zwischen laparoskopischen und konventionellen Operationstechniken unter dem Druck des Patientenwillens erschwert. In den letzten 10 Jahren wurden durch große Beobachtungsstudien und vielfache prospektiv randomisierte Untersuchungen auch wissenschaftlich belegte Aussagen möglich und die frühpostoperativen Vorteile der Methode zum größten Teil belegt. Neben der Vermeidung postoperativer Adhäsionen durch ein minimal invasives Zugangsverfahren sind regelhaft geringere postoperative Schmerzbelastung und Analgetikaverbrauch, geringerer intraoperativer Blutverlust und Herabsetzung immunologischer Beeinträchtigung im Vergleich zum entsprechenden konventionellen Eingriff belegt und in zahlreichen wissenschaftlichen Publikationen untersucht.

Zur Frage des postoperativen Ileus, der Ernährung nach Operation und zur zeitlichen Abfolge des Kostaufbaus sind ebenfalls vielfache, zum Teil tierexperimentelle, zum Teil auch klinisch prospektiv randomisierte Untersuchungen veröffentlicht. Erschwerend in die klinische Beurteilung dieser Fragestellung geht ein, dass es eine Vielzahl und durch keinerlei fundierte Untersuchungen begründete postoperative Behandlungsregime gibt. So variiert der regelhafte postoperative Nahrungsaufbau nach Dickdarmeingriffen zwischen 1. und 8. postoperativem Tag, Patienten dürfen zum Teil nach Ösophagusresektionen erst nach Tagen schluckweise trinken, während sie in der eigenen Klinik bereits unmittelbar nach der Operation Tee angeboten bekommen (Tab. 1).

Tab. 1. Oraler Kostaufbau nach abdominalchirurgischem Eingriff [nach 1]

Operationsverfahren	Kostaufbau
Ösophagusresektion	Trinken nach 7 Tagen
Magenresektion	Trinken nach 4 Tagen
Dünndarmresektion	Trinken nach 4 Tagen
Dickdarmresektion	Trinken nach 3 Tagen

Patienten und operatives Vorgehen

In der Zeit von Juli 1993 bis August 2000 wurden in der Chirurgischen Abteilung der Zentralklinik Emil von Behring insgesamt 769 Patienten laparoskopisch an Kolon und Rektum operiert (Abb. 1). Bei 728 von ihnen wurden resezierende Eingriffe durchgeführt, bei 41 Patienten legten wir laparoskopisch ein Ileo- oder Kolostoma an. 433 Resektionen wurden wegen grundsätzlich gutartiger Erkrankungen an allen Kolonabschnitten durchgeführt (Abb. 2, 3). Die größte Gruppe ergab sich dabei für das Indikationsgebiet der rezidivierenden, zum Teil komplizierten Sigmadivertikulitis mit 289 Eingriffen. Bei 295 Patienten erfolgten laparoskopisch onkologische Resektionen wegen eines kolorektalen Karzinoms. Hierbei wurden 220 Patienten unter kurativer Zielsetzung operiert. Bei 40 Patienten akzeptierten wir aufgrund des Alters und des Befundes einen eingeschränkt kurativen Eingriff, bei 35 Patienten erfolgte eine Resektion unter palliativem Therapieansatz. 274 der laparoskopisch unter der Diagnose eines kolorektalen Karzinoms operierten Patienten werden mittlerweile über einen mittleren Nachbeobachtungszeitraum von 28 Monaten kontrolliert. Alle Patienten wurden anhand eines Erhebungsbogens bezüglich prä-, intra- und postoperativ krankheitsrelevanter Daten erfasst, die dem Zentralregister der Studiengruppe «Laparoskopische Kolorektale Chirurgie» zur Verfügung gestellt wurden («Köckerling-Studie»). Sämtliche Patienten wurden ausführlich über die möglichen Vor- und Nachteile der neuen Operationsmethode aufgeklärt. Allgemeine anamnestische Daten der prä-, intra- und postoperativen Befunde sowie der histopathologischen Beurteilung wurden neben Risikofaktoren und vorausgegangenen abdominalen Eingriffen prospektiv dokumentiert (siehe oben). Zu Beginn jeder Operation wurde festgestellt, ob die Indikation zur primären minimal invasiven Operationstechnik gerechtfertigt und ob diese auch technisch durchführbar ist. Im Rahmen der postoperativen Betreuung führten wir mindestens 2-mal täglich ausführliche Visiten am Krankenbett durch, bei denen der Abdominalbefund überprüft und entsprechend der Befunderhebung und dem Auskultationsbefund über Peristaltik und Tonuszustand des Abdomens der weitere orale Kostaufbau und insbesondere der eventuelle Einsatz von Abführmitteln bzw. Stimulanzien festgelegt wurde. Dabei galt als grundsätzliches Bewertungskriterium nicht der spontane erste Stuhlgang oder die Luftentleerung, sondern ausschließlich die Bewertung von Peristaltik, Meteorismus und fehlender oder vorhandener Atonie.

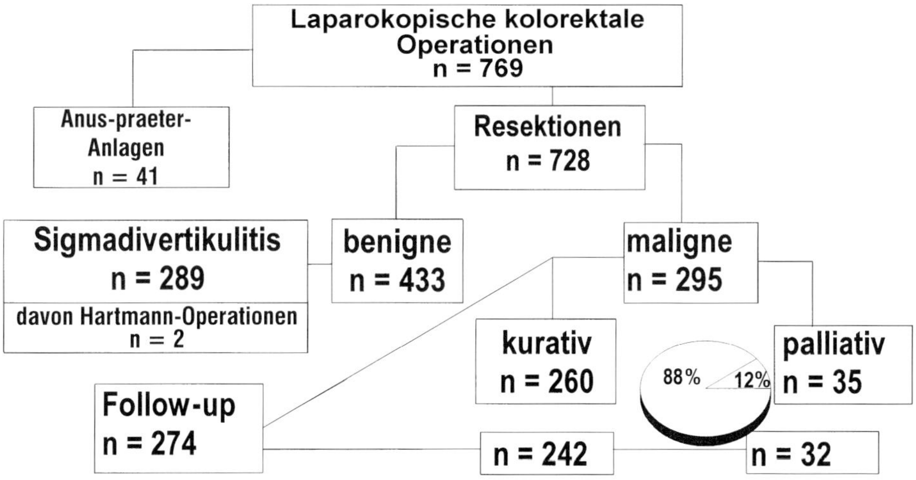

Abb. 1. Laparoskopische kolorektale Operationen an der Chirurgischen Abteilung der Zentralklinik Emil von Behring, Berlin-Zehlendorf, zwischen Juli 1993 und August 2000.

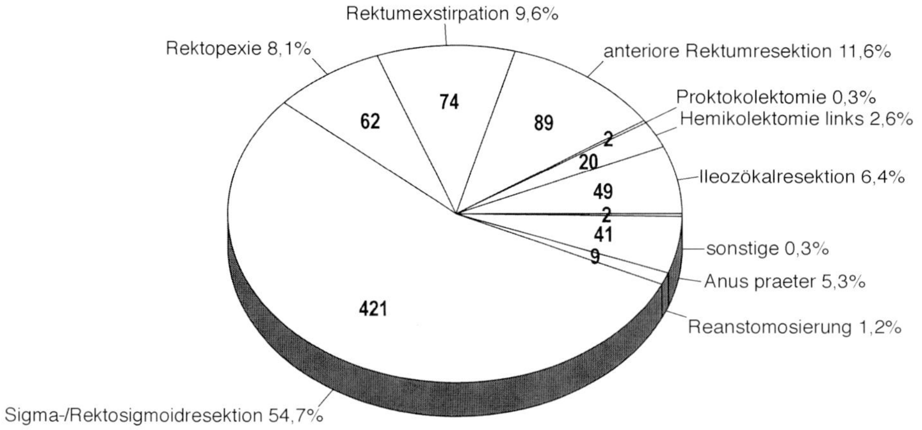

Abb. 2. Zusammenstellung der minimal invasiv durchgeführten kolorektalen Eingriffe (n = 769).

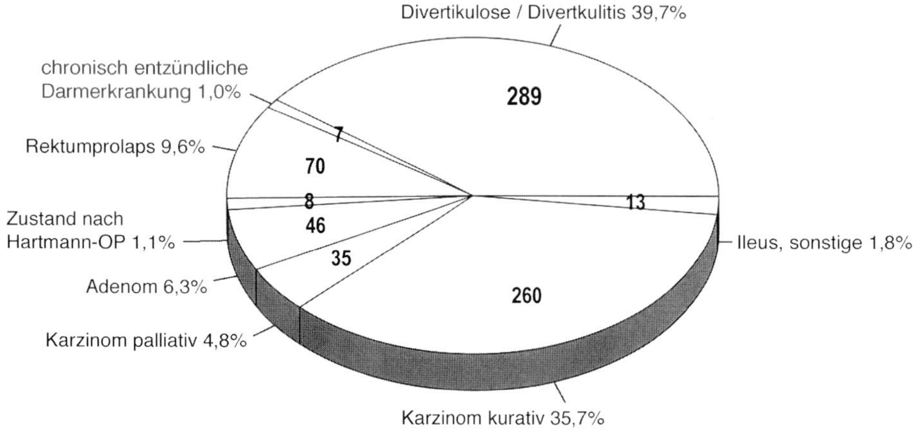

Abb. 3. Indikationen für laparoskopische Eingriffe an Kolon und Rektum.

Ergebnisse

Im Untersuchungszeitraum wurden insgesamt 469 Patienten laparoskopisch an Kolon und Rektum operiert. Das Durchschnittsalter der Patienten betrug 67 Jahre (28–92 Jahre), das Geschlechtsverhältnis war nahezu 1 : 1. Das Hauptindikationsgebiet lag mit etwa 39,5% im Bereich der rezidivierenden Sigmadivertikulitis. Die kurativen bzw. eingeschränkt kurativen onkologischen Resektionen umfassten etwa 36% des Krankenguts, gefolgt von der operativen Behandlung des Descending-perineum-Syndroms bzw. des manifesten Rektumprolaps mit etwa 9,7%. Die Eingriffe waren im Einzelnen:

- 421 Sigma- bzw. Rektosigmoidresektionen
- 89 tiefe anteriore Rektumresektionen
- 74 abdominoperineale Rektumexstirpationen
- 62 Rektopexien mit und ohne Resektion des Sigmas (Abb. 2).

Die medianen Operationszeiten betrugen für die laparoskopische Ileozökalresektion 135 min, für die laparoskopische Hemikolektomie rechts 145 min, für die Sigma- bzw. Rektosigmoidresektion 135 min (Medianminimalwert 60 min, Maximalwert 380 min) und für die abdominoperineale Rektumexstirpation im Median 225 min (minimal 130, maximal 520 min). Die Konversionsrate für alle Eingriffe lag bei 7,5%, wobei bei über 80% der Fälle die Konversion durch anatomische Unübersichtlichkeit, flächenhafte Adhäsionen des Dünndarms bewusst schnell durchgeführt wurde. Technische Probleme führten bei 9%, laparoskopisch nicht beherrschbare Blutungen bei 4,5% und fragliche Darmverletzungen bei ebenfalls 4,5% der Fälle zur Laparotomie. Weit über 90% aller Operationen wurden – wie geplant – in minimal invasiver Technik zu Ende geführt. Bei 71% aller Patienten traten keinerlei Komplikationen auf, bei 23,8% leichte Probleme wie Wundserome, Harnblaseninfekte, Pneumonien oder lokale Spätinsuffizienz ohne chirurgische Konsequenz. In 5,3% der Fälle wurden chirurgisch revisionspflichtige Komplikationen wie Nachblutung (2,3%), Anastomoseninsuffizienz (0,9%) und Douglasabszess (1,5%) beobachtet. Die Letalität in unserem Gesamtkrankengut betrug 1,01%.

Postoperative Motilität und Kostaufbau

Bei 57,4% aller Patienten war der orale Kostaufbau am 3. postoperativen Tag abgeschlossen, am 5. postoperativen Tag waren 94,3% komplett oral aufgebaut. Innerhalb von 12 h konnte bei 16,1%, innerhalb von 24 h bei 79,8% der Patienten die Magensonde entfernt werden. Lediglich 1,6% aller Patienten mussten eine neuerliche Magensonde erhalten bzw. behielten diese länger als 48 h. Bei 1,6% aller Patienten wurde keine Magensonde appliziert. Im Rahmen des postoperativen Ernährungsregimes erhielten im Median am 1. postoperativen Tag alle Patienten eine Elektrolytgrundlösungsinfusion zusätzlich zum freien Trinken, am 2. postoperativen Tag Flüssigkost und klare Suppen und am 3. postoperativen Tag Basiskost (Abb. 4, 5).

Da ein direkter Vergleich der Ergebnisse mit den seit 1995 im gleichen Zeitraum durchgeführten konventionellen kolorektalen Eingriffen aufgrund fehlender prospektiver Dokumentation bzw. vergleichender Studien nicht möglich war, führten wir eine retrospektiv vergleichende Auswertung für das Jahr 1999/2000 durch. In diesem Zeitraum wurden in konventioneller Technik 356 Eingriffe im kolorektalen Bereich durchgeführt. Dem standen 230 Eingriffe in laparoskopischer Technik gegenüber. Wir verglichen die primär

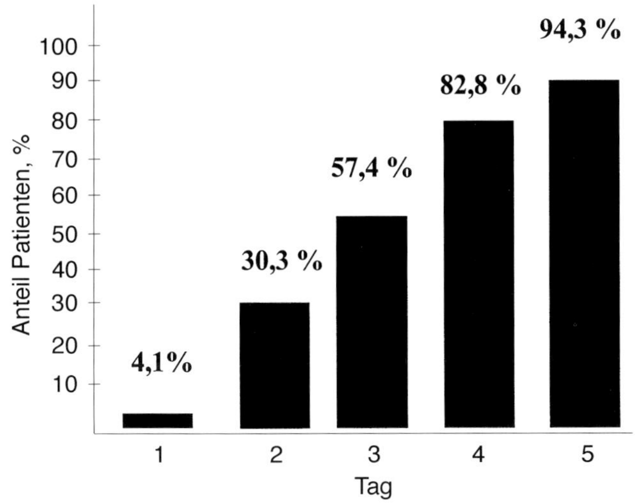

Abb. 4. Kompletter oraler Kostaufbau nach laparoskopischen kolorektalen Eingriffen.

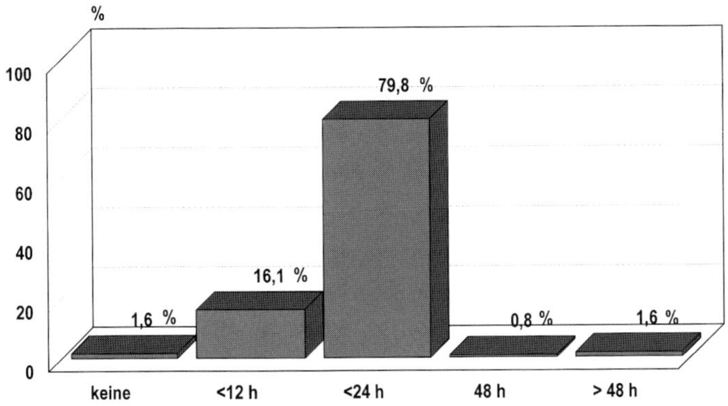

Abb. 5. Verweildauer der Magensonde nach laparoskopischen kolorektalen Eingriffen (n = 728).

konventionell operierten Patienten mit dem laparoskopisch operierten Patientenkollektiv hinsichtlich ihres Aufenthalts auf der chirurgischen Intensivstation und des postoperativen Nahrungsaufbaus. Für beide Parameter zeigte sich ein Trend zur schnelleren Rekonvaleszenz der minimal invasiv operierten Gruppe. So waren lediglich 67% aller laparoskopisch operierten Patienten postoperativ auf der Intensiv- und Wachstation, während es in der konventionellen Gruppe 90% waren (Tab. 2). Der postoperative Kostaufbau war im Median in der konventionellen Gruppe um 1 Tag verzögert, sodass Infusionen und parenterale Ernährung postoperativ um 2 Tage und der orale Kostaufbau um 1 Tag verschoben waren (Tab. 3). Diese Ergebnisse sind nicht statistisch relevant, da sie im Hinblick auf Auswahlkriterien, Operationsmodalitäten nicht vergleichbare Patientengruppen darstellen. Die Ergebnisse bestätigen aber die klinische Erfahrung in der Abteilung seit Einführung der laparoskopischen Operationstechnik. Dabei muss betont werden, dass grundsätzlich bereits vor Einführung der minimal invasiven Chirurgie das postoperative Regime auf frühzeitige Rekonvaleszenz einschließlich oralem Kostaufbau angelegt ist (Tab. 3).

Diskussion

Tierexperimentelle Untersuchungen zur gastrointestinalen Motilität des Dünn- und Dickdarms sowie radiomorphologische Transituntersuchungen haben eine Verkürzung der postoperativen Atonie nach laparoskopischen Eingriffen dokumentiert [2, 3]. Auch klinische Studien konnten zeigen, dass laparoskopische Operationstechniken im Vergleich zur konventionellen kolorektalen Resektion in der Lage sind, die postoperative Ileus- und Atoniesituation deutlich zu verkürzen [4–6]. Entsprechend ist es klinisch allgemein akzeptiert, dass sich der postoperative Kostaufbau nach laparoskopischen Eingriffen beschleunigt gestaltet.

Die Streitfrage, ob eine frühe oder verzögerte postoperative enterale Ernährung abhängig ist von der Art des Operationsverfahrens oder vielmehr abhängig von der Mentalität des Chirurgen, spiegelt sich in zahlreichen, teils randomisierten Studien wider [5–7]. So zeigten Basse et al. [7], dass mit einer enteralen Kostaufnahme bereits am Operationstag bei 60 zum Teil multimorbiden Patienten mit rechtsseitigen Kolonerkrankungen gute klinische Erfolge erzielt werden konnten. Einige Patienten konnten schon am 3. postoperativen Tag nach konventioneller Hemikolektomie rechts die

Tab. 2. Kolorektale Resektionen und Aufenthaltsdauer auf der Intensivstation

Operation	Zahl der Patienten auf Intensivstation nach		Postoperative Liegedauer konventionell I minimal invasiv (Median), Tage
	konventioneller OP (n = 356)	minimal invasiver OP (n = 230)	
Hemikolektomie rechts und links	110	–	1
Sigmaresektion	72	96	1
Sigmaresektion + Beckenbodenplastik	4	17	1
Rektumresektion	125	17	1
Rektumamputation	11	24	1
Gesamt	322 (90%)	154 (67%)	

Tab. 3. Postoperativer Kostaufbau nach kolorektalen Eingriffen

Ernährung	Minimal invasive OP	Konservative OP
Infusion (Ringer/parenterale Ernährung	1. Tag (1/8)	2. Tag (1/10)
Suppe/Weißbrot	2. Tag (1/14)	3. Tag (2/14)
Basiskost	3. Tag (1/16)	5. Tag (4/16)

Klinik verlassen. Auch Ortiz et al. [5] wiesen in einer prospektiv randomisierten Studie mit 190 Patienten nach, dass ein früher oraler Kostaufbau, beginnend ab dem 1. postoperativen Tag im Vergleich zu einem verzögerten Vorgehen keinerlei klinische Nachteile bzw. keine höhere Atonie oder Reimplantationsrate einer Magensonde beinhaltet. Auch Tittel et al. [3] zeigten in einer tierexperimentellen Studie, dass bei Hunden nach Implantation einer darmmotilitätsprüfenden Elektrode nach laparoskopischen Eingriffen die elektromyographische Aktivität des Dünndarms wesentlich schneller als bei offenem Vorgehen gemessen werden konnte.

Reissmann et al. [9] stellten in einer prospektiv randomisierten Studie im Vergleich zum Patienten nach Dünn- und Dickdarmresektionen fest, dass in einer Gruppe mit frühem Kostaufbau Hospitalisierungsdauer und Gesamtkomplikationsrate gesenkt werden konnten. Dieses Konzept entspricht dem Vorgehen und auch den

Tab. 4. Postoperatives Managment bei chirurgischen Eingriffen an Magen und Kolon

Magensonde	in der Regel etwa 6–24 h postoperativ
Trinken	in der Regel etwa 6 h postoperativ nach 24 h unbegrenzte Menge
Nahrungsaufbau	ja nach Art der abdominalen Atonie (Meteorismus und Peristaltik) ab 2. Tag nach Operation (Gastrektomie: feste Nahrung ab 6.–7. Tag nach Operation)

Erfahrungen der Ärzte unserer Klinik, die vom alten Grundsatz, dass nach einer Kolonresektion der Patient 5 Tage parenteral ernährt wird und erst nach Abführmaßnahmen der orale Kostaufbau fortgeführt werden kann, schon lange Abstand genommen haben [12–14].

Sowohl in der konventionellen als auch in der laparoskopischen kolorektalen Chirurgie streben wir eine frühe Extraktion der Magensonde und eine rasche Normalisierung der oralen Zufuhr an. Dieses beinhaltet jedoch eine mindestens 2-mal tägliche Untersuchung des Abdomens durch einen erfahrenen Viszeralchirurgen [11], der Peristaltik und Tonuszustand des Abdomens zum alleinigen Kriterium für das weitere postoperative Vorgehen macht (Tab. 4).

Literatur

1 Schumpelick V, Bleese NM, Mommsen U: Chirurgie; Aufl 4. Stuttgart, Enke, 1999.

2 Böhm B, Milsom JW, Faziov M: Postoperative intestinal motility following conventional and laparoscopy intestinal surgery. Arch Surg 1995;130:415–418.

3 Tittel A, Schippers E, Anurov M, Titkova S, Öttinger A, Schumpelick V: Shorter postoperative atony after laparoscopic-assisted colonic resection? An animal study. Surg Endosc 2000;15:508–512.

4 Schwenk W, Bohm B, Haase O, Junghans T, Muller JM: Laparoscopic versus conventional colorectal resection: A prospective randomised study of postoperative ileus and early postoperative feeding. Langenbecks Arch Surg 1998;383:49–55.

5 Ortiz H, Armendariz P, Yarnoz C: Early postoperative feeding after elective colorectal surgery is not a benefit unique to laparoscopy-assisted procedures. Int J Colorectal Dis 1996;11:246–249.

6 Binderow SR, Cohen SM, Wexner SD, Nogueras JJ: Must early postoperative oral intake be limited to laparoscopy? Dis Colon Rectum 1994;37:584–589.

7 Chen HH, Wexner SD, Iroatulam AJ, Pikarsky AJ, Alabaz O, Nogueras JJ, Nessim A, Weiss EG: Laparoscopic colectomy compares favorably with colectomy by laparotomy for reduction of postoperative ileus. Dis Colon Rectum 2000;43:61–65.

8 Basse L, Jakobsen DH, Billesbolle P, Werner M, Kehlet H: A clinical pathway to accelerate recovery after colonic resektion. Ann Surg 2000;232:51–57.

9 Reissman P, Teoh T-A, Cohen SM, Weiss EG, Nogueras JJ, Wexner SD: Is early oral feeding safe after elective colorectal surgery? A prospective randomized trial. Ann Surg 1995;222: 73–77.

10 Ortiz H, Armendariz P, Yarnoz C: Is early postoperative feeding feasible in elective colon and rectal surgery? Int J Colorectal Dis 1996;11:119–121.

11 Miniche S, Bülow S, Hesselfeldt P, Hestbaek A, Kehlet H: Convalescence and hospital stay after colonic surgery with balanced analgesia, early oral feeding, and enforced mobilisation. Eur J Surg 1995;163:183–288.

12 Köckerling F, Schneider C, Reymond MA, Scheidbach H, Konradt J, Bärlehner E, Bruch H-P, Kuthe, A, Troidl H, Hohenberger W: Early results of a prospective multicenter study on 500 consecutive cases of laparoscopic colorectal surgery. Laparoscopic Colorectal Surgery Study Group (LCSSG). Surg Endosc 1998;12: 37–41.

13 Bardram L, Funch-Jensen P, Kehlet H: Rapid rehabilitation in elderly patients after laparoscopic colonic resection. Br J Surg 2000;87: 1540–1545.

14 Lorenz EPM, Konradt J, Ehren G, Ernst F, Peisdersky P: Laparoskopische Resektion des Rektumkarzinoms. Min Invas Chir 2001;10:73.

Chirurgische Gastroenterologie Interdisziplinär

Chir Gastroenterol 2001;17(suppl 2):21–27

Komplikationen der laparoskopischen kolorektalen Chirurgie unter besonderer Berücksichtigung der Anastomoseninsuffizienzrate

Literaturüberblick und Ergebnisse der Multizenterstudie «Laparoskopische Kolorektale Chirurgie»

H. Scheuerlein C. Schneider H. Scheidbach O. Hügel F. Köckerling
und die Studiengruppe «Laparoskopische Kolorektale Chirurgie»

Chirurgische Klinik und Zentrum für Minimal Invasive Chirurgie, Klinikum Hannover-Siloah

Schlüsselwörter
Laparoskopische kolorektale Chirurgie: Morbidität, Mortalität, Komplikationen, Anastomoseninsuffizienzrate, Multizenterstudie Laparoskopische Kolorektale Chirurgie

Zusammenfassung
Etwa 5% aller kolorektalen Operationen im deutschsprachigen Raum werden derzeit laparoskopisch durchgeführt. Die Sigmaresektion ist dabei der häufigste Eingriff. Hinsichtlich der postoperativen Morbidität erweist sich der minimal invasive Zugangsweg als Vorteil. Laparoskopische Eingriffe beim kolorektalen Karzinom werden noch kontrovers diskutiert. Patienten, die laparoskopischen Eingriffen zugeführt werden, unterliegen vergleichsweise strengen allgemeinen und onkologischen Selektionskriterien. In der Literatur finden sich globale Morbiditätsraten bis zu 60% für die konventionelle und bis zu 40% für die laparoskopische kolorektale Chirurgie. Literaturdaten zur konventionellen kolorektalen Chirurgie weisen eine Anastomoseninsuffizienzrate an Kolon und oberem Rektum von bis zu 9%, am unteren Rektum auch weit höhere Raten nach. In Studien zur laparoskopischen kolorektalen Chirurgie werden Insuffizienzraten bis zu 7,5% angegeben, allerdings werden auch hier bei tiefen Rektumanastomosen höhere Raten gefunden. Innerhalb der Studiengruppe «Laparoskopische Kolorektale Chirurgie» wurde eine intraoperative Komplikationsrate von 5,3% und eine globale postoperative Komplikationsrate von 28% nachgewiesen. Die Konversionsrate betrug 5%. Die Anastomoseninsuffizienzrate lag bei 4,1% und die Gesamtmortalität in der Studie bei 1,6%. Unter Beachtung der entsprechenden Selektionskriterien kann nach laparoskopischen kolorektalen Eingriffen eine niedrige postoperative Morbidität erzielt werden. Die Morbidität entspricht derjenigen konventioneller kolorektaler Eingriffe oder liegt darunter. Die Machbarkeit und Sicherheit laparoskopischer kolorektaler Anastomosen konnte auf der Basis zahlreicher klinischer Studien unter Beweis gestellt werden. Laparoskopische Eingriffe können derzeit dennoch nicht als der Goldstandard der Kolorektalchirurgie angesehen werden, weil vor allem aufgrund onkologischer Überlegungen das Gros der Patienten dieser Therapieform nicht zugänglich ist.

Key Words
Laparoscopic colorectal surgery: morbidity, mortality, complications, anastomotic insufficiency rate, Laparoscopic Colorectal Surgery Study Group

Summary
Complications of Laparoscopic Colorectal Surgery in Considering the Anastomotic Insufficiency Rate. Literature Review and Results of the Multicenter Study 'Laparoscopic Colorectal Surgery'

Currently, about 5% of all colorectal operations in German-speaking countries are carried out with the laparoscopic modality. The most common of these interventions is resection of the sigmoid colon. In terms of postoperative morbidity, the minimally invasive approach has been found to be of advantage. In the case of operations for colorectal carcinoma, however, laparoscopic interventions continue to provoke controversial discussion. Patients being considered for a laparoscopic intervention first have to meet comparatively strict general and oncological selection criteria. The literature reports global morbidity rates of up to 60% for conventional, and up to 40% for laparoscopic, colorectal surgery. For conventional colorectal surgery, the anastomotic insufficiency rates for colon and upper rectum reported in the literature are up to 9%, with appreciably higher rates associated with the lower rectum. Studies on laparoscopic colorectal surgery identify anastomotic insufficiency rates of up to 7.5%, again with higher rates being reported for the low rectal anastomoses. Within the study group 'Laparoscopic Colorectal Surgery', an intra-operative complication rate of 5.5% and a global postoperative complication rate of 21.6% were found. The conversion rate was 5.3%, the anastomotic insufficiency rate 4.1%, the overall mortality rate 1.6%. When the appropriate selection criteria are applied, laparoscopic colorectal interventions are associated with a low postoperative morbidity rate, similar to, or lower than, that achieved with conventional colorectal surgery. Against this background, the feasibility and safety of laparoscopic colorectal anastomoses can be considered to have been unequivocally demonstrated. Currently, however, laparoscopic procedures cannot be considered the gold standard of colorectal surgery, since oncological considerations in particular render this operative modality inaccessible to the majority of patients.

KARGER

Fax +49 761 452 07 14
E-mail Information@Karger.de
www.karger.com

Accessible online at:
www.karger.com/journals/cga

Dr. H. Scheuerlein
Chirurgische Klinik und Zentrum für Minimal Invasive Chirurgie
Klinikum Hannover-Siloah
Roesebeckstraße 15
D-30449 Hannover (Deutschland)
Tel. +49 5 11 92 72-3 31, Fax -5 91

Einleitung

Derzeit werden in Deutschland weniger als 5% aller kolorektalen Operationen laparoskopisch durchgeführt. Laparoskopische Eingriffe am Kolorektum gewinnen allerdings zunehmend an Bedeutung. In Zentren, in denen entsprechende Erfahrung mit diesen Verfahren besteht, werden häufig mehr als die Hälfte der Patienten mit operationspflichtigen Erkrankungen minimal invasiv therapiert [1]. Laparoskopische Operationsverfahren werden beim Karzinom zu Recht kontrovers diskutiert. Im Hinblick auf maligne Grunderkrankungen kann eine kritische und zurückhaltende Indikationsstellung nicht genug betont werden. Besondere Vorsicht ist bei höhergradigen Tumorstadien (>T2) und Tumoren des mittleren und tiefen Rektums geboten, die als totale mesorektale Exzision mit sehr tiefer Anastomose zu operieren sind: Die laparoskopische Technik kann hier allgemein nicht empfohlen werden. Prinzipiell gilt die Empfehlung, dass Patienten mit Malignomen des Kolorektums, bei denen ein minimal invasives Vorgehen geplant ist, in prospektive Studienprotokolle eingebracht werden sollten. Hinsichtlich der Beurteilung onkologischer Operationsindikationen am Kolorektum bleiben valide Langzeitergebnisse dieser Therapieform abzuwarten.

Im Gegensatz dazu werden bestimmte benigne Erkrankungen des Kolorektums einhellig als ideale Indikationen für ein laparoskopisches Vorgehen gesehen; dies gilt insbesondere für die Sigmadivertikulitis im rezidivierenden Schub und den Rektumprolaps. Auch ältere Patienten profitieren von den Vorteilen des laparoskopischen Vorgehens [2]. Die laparoskopische Sigmaresektion ist der häufigste minimal invasive kolorektale Eingriff [3].

Patienten, die laparoskopischen kolorektalen Operationen zugeführt werden, unterliegen nach wie vor einer strengen Selektion. Die innerhalb dieses Subkollektivs erzielten Ergebnisse können nicht vorbehaltlos auf das Gesamtkollektiv der Patienten mit chirurgischen Erkrankungen des Kolorektums übertragen werden. Eine weniger restriktive Indikationsstellung droht, zu höheren Komplikationsraten zu führen. Der enge Zusammenhang, der zwischen der jeweiligen operativen Erfahrung, der Konversions- und Komplikationsrate besteht (Lernkurve), darf keinesfalls außer Acht gelassen werden. Die Auswahl der Patienten muss immer zur Erfahrung des Operationsteams korrelieren [4].

Die Vorteile der minimal invasiven Vorgehensweise bestehen in einer insgesamt geringeren postoperativen Morbidität und konnten durch zahlreiche Studien belegt werden (geringere Schmerzen, postoperative kardiopulmonale Beeinträchtigung, Wundkomplikationen und Krankenhausaufenthaltsdauer, früherer Kostaufbau und zeitigere Mobilisation, seltener Folgeerkrankungen wie Narbenbrüche und Adhäsionen, geringe Beeinträchtigung der postoperativen systemisch-metabolischen und immunologischen Funktion) [5].

Die Ergebnisse der laparoskopischen kolorektalen Chirurgie müssen vor dem Hintergrund, dass es sich um ein streng ausgewähltes Patientengut handelt, an den gut dokumentierten Ergebnissen der konventionellen Chirurgie gemessen werden. Dies gilt insbesondere für die Mortalität, allgemein für die Komplikations- und speziell für die Anastomoseninsuffizienzrate.

Komplikationsraten der konventionellen Chirurgie

Die Spannweite der in der Literatur angegebenen Komplikationsraten ist beträchtlich. Nicht jede intra- oder postoperative Komplikation wird einheitlich als solche wahrgenommen und dementsprechend erwähnt. Direkte Vergleiche der Ergebnisse werden dadurch so erschwert, da den jeweiligen Untersuchungen unter Umständen sehr unterschiedliche Studienbedingungen zugrunde liegen bzw. von unterschiedlichen Voraussetzungen ausgegangen wird. Im Folgenden soll ein vorsichtiger Vergleich der einzelnen Angaben versucht werden.

Die globale Komplikationsrate wird mit bis zu 60% angegeben. Allgemeine Komplikationen umfassen kardiale und pulmonale Alterationen, Harnweginfekte, Harnblasenstörungen, tiefe Beinvenenthrombosen und «leichtere», d. h. insbesondere nichtseptische infektiöse Komplikationen. Thrombosen werden bei 5–10%, Harnwegkomplikationen bei bis zu 30%, kardiale Komplikationen bei etwa 25% und pulmonale Komplikationen bei etwa 20% der Patienten gefunden. Störungen der Sexualfunktion nach resektiven Eingriffen an Kolon und oberem Rektum finden sich in bis zu 15% (Mann) bzw. 8% (Frau) der Fälle. Potenzstörungen treten nach Rektumexstirpation wesentlich häufiger auf als nach anteriorer Resektion (46 vs. 15%). Operationen wegen benigner Grunderkrankung führen naturgemäß wesentlich seltener zu sexuellen Funktionsstörungen als solche aufgrund maligner Erkrankungen. Wundkomplikationen werden in bis zu 14% der Fälle angegeben, postoperative gastrointestinale Funktionsstörungen (z. B. prolongierter Ileus) in bis zu 23%. Angaben zu intraoperativen Organverletzungen finden sich insgesamt selten und betragen beispielsweise bei der iatrogenen Milzverletzung 0,8–3% (allerdings sind bis zu 40% der gesamten Milzexstirpationen durch eine intraoperative Verletzung dieses Organs verursacht). Berichte zu intraoperativen Ureterverletzungen schwanken zwischen 1 und 10%, wobei weniger als ein Drittel dieser Läsionen auch intraoperativ erkannt wird. Blasenverletzungen sind mit 5% selten.

Als prädisponierende Faktoren für Komplikationen in der kolorektalen Chirurgie gelten allgemein: maligne Grunderkrankung, Entzündung (Divertikulitis, Karzinomperforation), Notfalleingriff, hohes Lebensalter, kardiale, renale und pulmonale Faktoren und Vorerkrankungen (inklusive Rauchen), Anämie, Hypalbuminämie, Diabetes mellitus und immunsuppressive Medikamententherapie [6–8].

Anastomosenkomplikationen zählen zu den gravierendsten Komplikationen der kolorektalen Chirurgie. Postoperative Anastomosenblutungen und (ausschließliche) Abszessbildungen werden mit einer Häufigkeit von etwa 2%, Anastomoseninsuffizienzen am Kolon und oberen Rektum mit bis zu 9% angegeben. Die Anastomosentechnik als solche (Handnaht, Stapler, Doppel-Stapling-Technik) beeinflusst das Operationsergebnis nicht. Beim Rektumkarzinom konnte durch die Stapler-Techniken eine Verringerung der Exstirpationen erreicht werden. Begleitumstände mit Einfluss auf die Anastomosenkomplikationen sind: maligne Grunderkrankung, tiefe Anastomosenlokalisation und Bestehen einer Entzündung im Anastomosierungsbereich. Generell gelten ausreichende Blutver-

sorgung, Spannungsfreiheit und in jeder Hinsicht intakte Darmenden neben einer suffizienten Anastomosentechnik als Grundvoraussetzungen für eine problemlose Heilung; Ischämie oder Ödem der Darmenden, Spannung, technische Unzulänglichkeiten, Hämatome und lokale Infektionen, Anämie und schlechter Ernährungszustand, schwerwiegende Begleiterkrankungen, Vorbestrahlung, immunsuppressive Medikamente, Notfalloperation (schlecht/nicht vorbereiteter Darm), aktive Entzündung (Divertikulitis, Morbus Crohn, Kolitiden) und aboral der Anastomose gelegene Obstruktionen gelten entsprechend als widrige Begleitumstände.
Am tiefen Rektum werden bei entsprechender Untersuchungstechnik (Gastrografin-Einlauf während der ersten postoperativen Woche) in manchen Serien nicht weniger als 50% (!) Insuffizienzen gefunden, wobei der Großteil der Patienten einen unauffälligen klinischen Verlauf bietet. Klinisch oder radiologisch identifizierte Anastomoseninsuffizienzen bei tiefer Anastomosenlokalisation (<10 cm) zwischen 15 und 30% sind keine Seltenheit, Angaben zwischen 5 und 10% häufig. Bei Koloneingriffen finden sich meist Anastomoseninsuffizienzraten unter 5%, die häufigsten Nennungen liegen zwischen 1 und 3% [7, 9–13].

Komplikationsraten der laparoskopischen Chirurgie

Die Literaturangaben zur allgemeinen Komplikations- und Morbiditätsrate nach laparoskopischen kolorektalen Eingriffen bewegen sich zwischen 6 und 39%. Insgesamt findet sich auch in Untersuchungen zur laparoskopischen Technik eine beträchtliche Streubreite, wobei die Angaben zur globalen Komplikationsrate in der neueren Literatur zwischen 10 und 20% betragen [14–19]. In direkten Vergleichen zwischen laparoskopischer und konventioneller Technik finden sich entweder niedrigere Morbiditätsraten für erstere [20, 21], oder die Angaben entsprechen sich [22]. Hinweise für im Vergleich zum konventionellen Vorgehen signifikant erhöhte Komplikationsraten bestehen bisher nicht. Eine lange Operationsdauer, ein frühes Stadium der Lernkurve und der Umstand einer Konversion können sich allerdings negativ auf die Komplikationsrate auswirken [4, 23]. Operationen bei entzündlichen Prozessen (Divertikulitis, Tumorperforation) und adipösen Patienten sind generell komplikationsträchtiger; dies gilt insbesondere auch für die Anastomoseninsuffizienzrate [24].
Zugangsbedingte Organverletzungen treten mit einer Prävalenz von 0,05% auf [25]. Die Rate an (lokalen) Wundinfektionen wird innerhalb der laparoskopischen Studien zwischen 0,1 und 7,2% angegeben [25, 26]. Sie liegt damit wesentlich niedriger als in der konventionellen Chirurgie. Intraoperative Komplikationen treten mit einer Frequenz von bis zu 17% auf [25]. Als Faktoren mit möglichem negativem Einfluss auf den Verlauf wurden Patientengewicht und -alter, entzündliche Darmerkrankung, maligne Grunderkrankung, frühes Stadium der Lernkurve, Resektion des Perineums und Vorhandensein einer Fistel identifiziert [27]. Die Mortalität laparoskopischer kolorektaler Eingriffe wird zwischen 0 und 2,5% angegeben; diese Zahlen entsprechen denen der konventionellen Chirurgie.

Die für laparoskopische kolorektale Operationsverfahren genannten Anastomoseninsuffizienzraten betragen zwischen 0 und 7,5%, bei tiefen Rektumanastomosen zwischen 13 und 20%. Auch hier zeigt sich eine gute Korrelation zu den Daten, wie sie aus der konventionellen Chirurgie bekannt sind [12].

Ergebnisse der Multizenterstudie

Intraoperative und allgemeine postoperative Komplikationen
Auf der Basis einer Analyse von 3133 von 54 Kliniken zwischen dem 1. 8. 1995 und 1. 3. 2001 innerhalb der «Multizenterstudie Laparoskopische Kolorektale Chirurgie» eingebrachten Patienten zeigen sich folgende Eckdaten: 1990 Patienten (64%) wurden aufgrund einer benignen Grunderkrankung operiert. Innerhalb der Gruppe mit maligner Grunderkrankung (1143 Patienten) wurde bei 826 Patienten (72%) eine kurative Resektion vorgenommen, bei 317 Patienten (28%) bestand ein palliativer Therapieansatz. Die häufigsten Indikationen ergaben sich bei Sigmadivertikulitis (38%), Karzinomen des Colon descendens/sigmoideum (13%), Karzinomen des oberen/mittleren Rektums (9%), Hartmann-Rückoperationen (9%), Segmentresektionen bei Adenom (8%) und Prolapsoperationen (7%). Der mit Abstand häufigste Eingriff war die Sigmaresektion (55%), gefolgt von der anterioren Rektumresektion (11%) und der abdominoperinealen Rektumexstirpation (6%). Konversionen wurden bei 166 Patienten (5,3%) durchgeführt, wobei die Gründe vorwiegend im Lokalbefund (72%), Blutungen und iatrogenen Verletzungen (11%) sowie in Anastomosierungs- und anderen technischen Problemen zu suchen waren. Intraoperative Komplikationen traten bei 172 Patienten (5,5%) auf. Sie bestanden in Darmverletzungen (32%), Blutungen (29%) und sonstigen Verletzungen (33%; Verletzung von Nachbarstrukturen, technische Probleme usw.). Ureterenverletzungen traten bei 8 Patienten auf (4,7% der intraoperativen Komplikationen; 0,26% des Gesamtkollektivs). Postoperative Komplikationen fanden sich bei 21,6% der Patienten (677/3133). In 381 Fällen (56%) handelte es sich um chirurgische Komplikationen, bei 36% dieser Patienten (138/381) wurde deshalb ein Reeingriff erforderlich (wegen Nachblutung, Ileus oder Anastomoseninsuffizienz). Bei den übrigen Patienten (243/381) mit einer chirurgischen Komplikation führte die konservative bzw. interventionelle Therapie zum Erfolg (Motilitätsstörung, Hämatom/Abszess, Anastomoseninsuffizienz). Bei 16% der Patienten (505/3133) traten postoperative Komplikationen allgemeiner Art auf. Die häufigsten dieser Komplikationen waren Harnweginfekte (32%), Pneumonien und andere kardiale oder pulmonale Komplikationen (30%). Bei 38% der Patienten lagen andere allgemeine Komplikationen vor (Apoplex, Nierenversagen, tiefe Beinvenenthrombose, Lungenembolie u. a.). Eine Tumorzellverschleppung fand sich bei 1,8% der Patienten mit kurativer Resektion (spontane Tumorperforation bzw. iatrogene Zerstörung der Tumorkontinuität beim sakralen Akt einer Rektumexstirpation). Port-site-Rezidive traten bei 0,2% der Patienten auf. Die Gesamtmortalität in der Studie betrug 1,6% (51/3133).

Anastomoseninsuffizienzrate

Die Analyse zur Anastomoseninsuffizienzrate stützt sich auf das gleiche Kollektiv (3133 Patienten). Die häufigsten Operationsindikationen umfassten die Sigmadivertikulitis (38%) und Karzinome im Colon sigmoideum und descendens (13%). Der mit Abstand am häufigsten durchgeführte Eingriff war die Sigmaresektion (55%) (Abb. 1, 2). Der Hauptanteil der Anastomosen wurde als Stapler-Anastomose angelegt (74%), bei den übrigen Anastomosen kam eine Handnaht-Technik (24%) oder eine andere, kombinierte Technik zum Einsatz. 98% der Anastomosen wurden in einer laparoskopisch assistierten Technik und 2% in einer rein laparoskopischen Technik mit intrakorporaler Anastomose angelegt. Bei Eingriffen am linken Hemikolon und Rektum kam vorwiegend die Stapler-Technik (83%), bei Eingriffen am rechten Hemikolon die Handnaht-Technik (83%) zum Einsatz. Bei 112 Patienten trat eine Anastomoseninsuffizienz auf. Bezogen auf 2760 bei den 3133 Patienten durchgeführte Anastomosen ergibt sich eine Insuffizienzrate von 4,1%. 58 der aufgetretenen Anastomoseninsuffizienzen (52%) konnten ohne Reoperationen, d. h. konservativ oder durch interventionelle Maßnahmen, beherrscht werden. Die Letalität im Gesamtkollektiv betrug 1,6% (51/3133), 20% der Todesfälle (10/51) waren zum Auftreten einer Anastomoseninsuffizienz korreliert. Die höchste Insuffizienzrate zeigte sich bei der anterioren Rektumresektion (12,7%), gefolgt von der Kolektomie (5,9%) und der Hemikolektomie links (5,6%). Die Insuffizienzraten bei der Sigmaresektion, der Rechts-Hemikolektomie, der Resektionsrektopexie und der Ileozökalresektion betrugen jeweils unter 3% (Abb. 3, Tab. 1). Die höhere Anastomoseninsuffizienz-

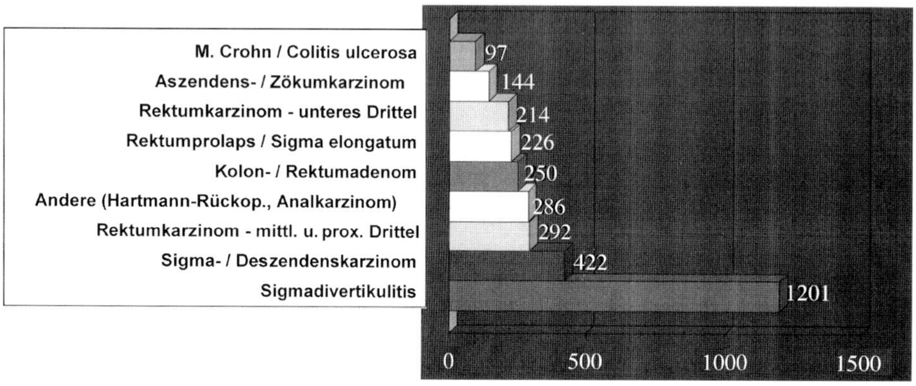

Abb. 1. Operationsindikationen innerhalb der Multizenterstudie «Laparoskopische Kolorektale Chirurgie» (n = 3133).

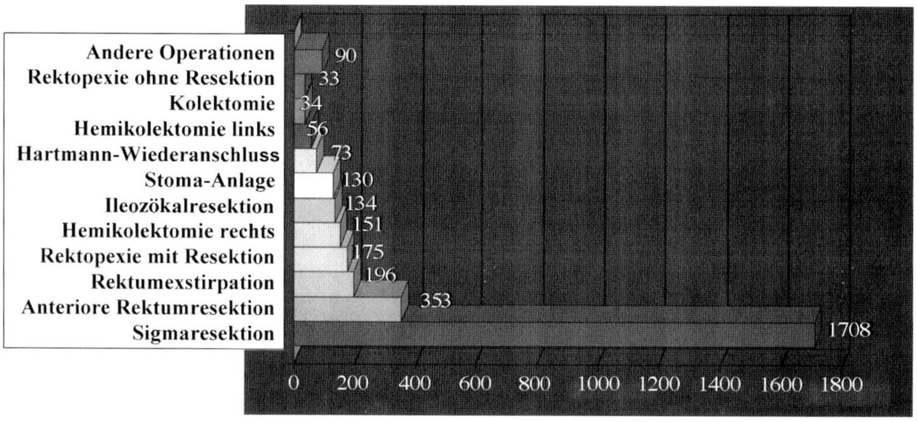

Abb. 2. Durchgeführte Operationen innerhalb der Multizenterstudie «Laparoskopische Kolorektale Chirurgie» (n = 3133).

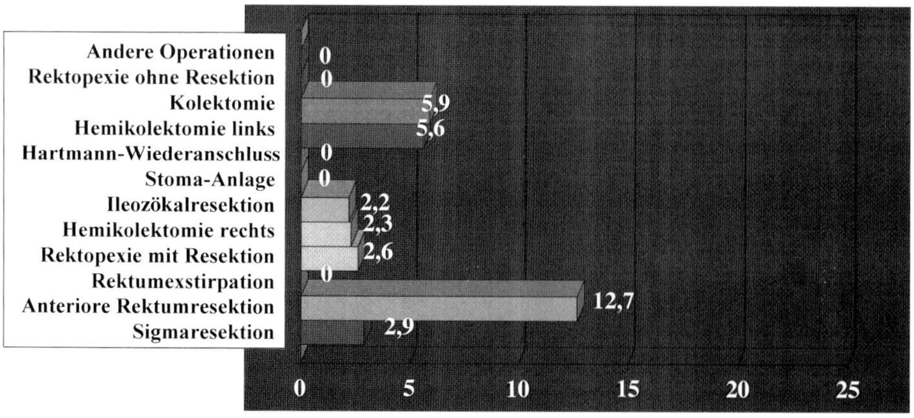

Abb. 3. Anastomoseninsuffizienzraten (%), bezogen auf die Art des Eingriffs.

Tab. 1. Anastomoseninsuffizienzraten bei verschiedenen Resektionsverfahren in absteigender Häufigkeit

Resektionsverfahren	Anzahl	Insuffizienzrate, %	p-Wert
Anteriore Rektumresektion	45/353	12,7	< 0,05
Kolektomie	3/34	5,9	n. s.
Hemikolektomie links	3/56	5,6	n. s.
Sigmaresektion	51/1708	2,9	n. s.
Hemikolektomie rechts	4/151	2,6	n. s.
Rektopexie mit Resektion	4/175	2,3	n. s.
Ileozökalresektion	3/134	2,2	n. s.

n. s. = Nicht signifikant.

Tab. 2. Anastomoseninsuffizienzraten bei Rektumresektion in Abhängigkeit von der Tumorlokalisation

Tumorlokalisation	Anzahl	Insuffizienzrate, %
0–6 cm (unteres Drittel)*	7/34	20,6
7–12 cm (mittleres Drittel)	22/182	12,1
13–16 cm (oberes Drittel)	16/137	11,7

* p < 0,05.

rate bei der anterioren Resektion gegenüber den anderen Eingriffen ist statistisch signifikant (p < 0,05). Innerhalb der Anastomoseninsuffizienzrate bei Rektumresektionen zeigte sich eine strenge Korrelation zur Tumorlokalisation ab ano (Tab. 2). Anastomoseninsuffizienzen treten allgemein im Rahmen benigner Erkrankungen seltener auf (3 vs. 7% bei malignen Grunderkrankungen). Nach R0-Resektion wegen Sigmakarzinom findet sich allerdings eine niedrigere Insuffizienzrate als nach Sigmaresektion wegen Divertikulitis (2 vs. 4%) [12]. Bei der Divertikulitis korrelieren die höheren Entzündungsstadien zu höheren Konversions-, Komplikations- und Anastomoseninsuffizienzraten [28].

Diskussion und Zusammenfassung

Unter Beachtung strenger Selektionskriterien und der Kontraindikationen kann heute nach laparoskopischen kolorektalen Eingriffen eine niedrige globale Morbidität erzielt werden. Die Selektion von Patienten, wie sie für die laparoskopische kolorektale Chirurgie zweifelsohne stattfindet, verbietet allerdings eine allgemeine Übertragung der mit minimal invasiven Methoden erzielten Ergebnisse auf das Gesamtkollektiv der Patienten mit kolorektalen chirurgischen Erkrankungen. Als Goldstandard der kolorektalen Chirurgie, so wie sie für jedweden Patienten zur Anwendung kommen kann, gilt somit die konventionelle Technik, zumal bestimmte kolorektale Erkrankungen wie beispielsweise tiefsitzende, einer Resektion zugängliche Rektumkarzinome, eine multiviszerale Resektion erfordernde Karzinomstadien oder schwere Divertikulitisformen in naher Zukunft nicht die Domäne laparoskopischer Operationsverfahren sein werden. Die in der erfahrenen Hand geringere Morbidität des laparoskopischen Zugangswegs konnte auf der Basis zahlreicher klinischer Studien gezeigt werden.

Die eigenen Ergebnisse müssen vor dem Hintergrund der laparoskopischen und konventionellen Literaturdaten unter Berücksichtigung der Lernkurve und der Konversionsrate kritisch beurteilt werden.

Zugangsbedingte Komplikationen können durch die offene Laparoskopie weitestgehend ausgeschaltet werden [29]. Im Rahmen onkologischer Operationen ist die strikte Umsetzung von Sicherheitsvorkehrungen und die Wahrung der Operationsstandards von großer Bedeutung [30, 31]. Die im Vergleich zum übrigen laparoskopischen Schrifttum niedrigen Raten an Tumorzellverschleppungen und Port-site-Rezidiven (1,8 bzw. 0,2%) in der Multizenterstudie sprechen gegen eine Erhöhung des onkologischen Risikos durch den minimal invasiven Therapieansatz, zumal die zur konventionellen Chirurgie angeführten Daten ähnlich oder höher liegen [32]. Die Konversionsrate korreliert mit 5,3% gut zu den in der Literatur angegebenen Resultaten. Die intraoperative Komplikationsrate von 5,5% führte mit einem relativ geringen Anteil von 25% zur Konversion. Der häufigste Konversionsgrund bestand im Lokalbefund (72%) und war somit unabhängig von intraoperativen Komplikationen.

Laparoskopische kolorektale Anastomosen werden heute vorwiegend in laparoskopisch assistierter Doppel-Stapling-Technik durchgeführt [3]. Die globale Anastomoseninsuffizienzrate von 4,1% ist dem Datenspektrum des laparoskopischen Schrifttums konform. Berücksichtigt man zudem das inhomogene technische Arsenal und die verschiedenen Stadien der Lernkurve im Setting einer Multizenterstudie, so kann die Sicherheit und Machbarkeit laparoskopischer kolorektaler Anastomosen als klar demonstriert gelten. Ein höheres Risiko für die Entwicklung einer Anastomoseninsuffizienz entsteht durch die laparoskopische Vorgehensweise nicht, die Angaben zur Morbidität und Mortalität für die konventionelle und laparoskopische Technik entsprechen sich weitgehend. Hinsichtlich der Anastomosentechnik bestehen zwischen der laparoskopischen und konventionellen Technik keine prinzipiellen Unterschiede. Für beide Verfahren kommen die gleichen Fehlerquellen in Betracht: unzureichende Mobilisation des Darms, Probleme mit der Tabaksbeutelnaht, Unzulänglichkeiten des Instrumentariums, Dehnungsrisse der Darmwand, versehentliche Materialeinlagerung zwischen den Anastomosenenden (Fäden, Clips, mesenteriales Fett usw.), falsch gewählter Stapler-Durchmesser, Missachtung unvollständiger Anastomosenringe, überstehende «Ohren» bei der Stapler-Anastomose, fehlende Dichtigkeitsprüfung, Blutung im Anastomosenbereich (z. B. Infektionsgefahr), Torquierung der Darmschenkel, Spannung auf der Anastomose und andere. Jede laparoskopische Anastomosierungskomplikation muss, sofern ihre laparoskopische Beherrschung unsicher ist, zum Umstieg auf das offene Verfahren führen. Die strikte Beachtung der bzw. das Wissen um die entsprechenden Fehlerquellen stellen die beste Vermeidungsstrategie einer Anastomoseninsuffizienz dar. Wie bei der konventionellen Technik ist bei laparoskopischen Verfahren die Insuffizienzrate auch von den Begleitumständen und Risikofaktoren des jeweiligen Patienten, hier insbesondere der Grunderkrankung und der Anastomosenlokalisation, abhängig. Nach Konversion zeigt sich eine höhere Anastomoseninsuffizienzrate (Colon sigmoideum 6,25%, Rektum 35,5%) bei im Vergleich nicht erhöhter Mortalität (1,96%) [12]. In Anbetracht der nach wie vor hohen Anastomoseninsuffizienzrate am tiefen Rektum kann dieser Eingriff nur für sehr erfahrene Teams empfohlen werden. Wie in der offenen Rektumchirurgie ist bei tiefen laparoskopisch assistierten Rektumanastomosen grundsätzlich die Anlage einer protektiven Loop-Ileostomie (oder Kolostomie) zu erwägen.

Malignome beeinflussen grundsätzlich den postoperativen (Anastomosen-) Heilungsverlauf negativ. Bei entzündlich veränderten Darmenden (Divertikulitis) ist allerdings der Heilungsverlauf im Vergleich zu Anastomosierungen im Rahmen einer Malignomresektion schlechter [28]. Eine ausgeprägte Adipositas wirkt sich ebenfalls negativ aus [27]. Die Anastomoseninsuffizienzrate ist von der Operationserfahrung, d. h. auch von der Anzahl der durchgeführten Anastomosen, abhängig [4, 14, 16, 18, 24].

Neben den angesprochenen Risikofaktoren auf Patientenseite ist die Integrität einer Anastomose hauptsächlich abhängig von chirurgisch-technischen Faktoren. Einer standardisierten und sicher durchzuführenden Anastomosentechnik kommt ein sehr hoher Stellenwert zu.

Die Ergebnisse der Multizenterstudie «Laparoskopische Kolorektale Chirurgie» können zusammenfassend als den konventionellen Daten entsprechend beurteilt werden. Die laparoskopische intra- und postoperative Komplikationsrate zeigt eher eine Tendenz zu niedrigeren Werten. Laparoskopische kolorektale Anastomosen können technisch sicher durchgeführt werden und führen nicht zu einer höheren Morbidität oder Mortalität.

Teilnehmer der Multizenterstudie «Laparoskopische Kolorektale Chirurgie»

T. Reck, W. Hohenberger (Erlangen); W. Krause (Suhl); K. Dittrich, K. Dinstl (Wien); J. Gerberding, H.-F. Weiser (Rotenburg/Wümme); V. Götzen, I. Baca (Bremen-Ost); T. Hager (Kronach); T. Schiedeck, H.-P. Bruch (Lübeck); B. Heukrodt, E. Bärlehner (Berlin); D. Menzel, C. Hottenrott (Frankfurt/Main); F.-U. Zittel, K. Schönleben (Ludwigshafen); W. Bittmann, W. Heitland (München); H. A. Richter (Bremen); C. Hillert (Hamburg); J. Zacherl, J. Jakesz (Wien); J. Nägeli, J. Lange (St. Gallen); S. Saat, H. Troidl (Köln-Merheim); Ö. A. Köföncü, E. Gross (Hamburg); C. Glaser, G. Szinicz (Bregenz); G. Ehren, J. Konradt (Berlin); U. Nahrstedt, K. Rückert (Hamburg); G.F. Meyer, F. W. Schildberg (München-Großhadern); M. Freitag, K. Ludwig (Dresden-Friedrichstadt); T. Melchert, H. Schramm (Gera); W. Asperger (Halle/Saale); A. Altendorf-Hofmann,. J. Scheele (Jena); U. Hildebrandt (Homburg/Saar); G. Wesch (Achern); G. Dreißigacker, G. Tidow (Hannover); D. H. Faust, H. Kohaus (Gelsenkirchen); R. Kunz (Berlin); M. Eybe, W. Tigges (Zweibrücken); H.-J. Winkelmann, W. Bayerl (Herten-Westerholt); A. Press, H. M. Höhne (Burglengenfeld); F. Crescenti (Reggio Calabria); R. Engemann (Aschaffenburg); D. Eilers, V. Lange (Berlin); J. Hirschbil, G. Herrmann (Grünstadt/Pfalz); L. Goedecke, C. Scheele (Goslar); W. Lenze, L. Rickels (Witten); N. Remy (Weener); H. Herrmann, J. Winter (Speyer); F. Habighorst, H. Rogenhofer (Roth); K. K. Schulte (Erwitte); C. Walter, W. Zuschneid (Berlin); T. Weber, W.-E. Krau (Hamm); L. Köhler (Grevenbroich); K. Peitgen, M. K. Walz (Essen); L. Meyer, I. Gastinger (Cottbus); K. Leber, K. Junghanns (Ludwigsburg); W. Frehner, J. Adolf (Memmingen); A. Kuthe (Hannover); G. Baschleben, J. Bretschneider (Weißenfels); G. Fiedler, H. Albert (Reifenstein); C. Bothe, N. Reijnen (Leer); U. Paul, V. Mendel (Flensburg); W. Kreuzer (Wien); W. Tigges (Hamburg); M. Buntrock, E. Mühe (Böblingen).

Literatur

1 Szinicz G, Riegler M, Müller W, Beller S: Minimal-invasive Chirurgie (MIC) im Bereich Colon und Rectum: Technik der minimal-invasiven colorectalen Chirurgie. Chirurg 2001;72:362–367.
2 Schwandner O, Schiedeck TH, Bruch HP: Advanced age-indication or contraindication for laparoscopic colorectal surgery? Dis Colon Rectum 1999;42:356–362.
3 Scheuerlein H, Tamme C, Schneider C, Köckerling F: Technik der laparoskopischen Sigmaresektion. Chir Gastroenterol 2000;16:154–159.
4 Marusch F, Gastinger I, Schneider C, et al: Importance of conversion for results obtained with laparoscopic colorectal surgery. Dis Colon Rectum 2001;44:207–216.
5 Scheuerlein H, Scheidbach H, Schneider C, Diddens H, Köckerling F: Ergebnisse der laparoskopischen kolorektalen Chirurgie. Chir Gastroenterol 2000;16:161–170.
6 Fowler CL, Pattisapu R, Johnson LM, et al: Complications of colorectal surgery. A review of factors affecting surgical complication in 411 colorectal procedures. S D J Med 1988;41:19–23.
7 Nivatvongs S: Complications of anorectal and colorectal operations; in Gordon PH, Nivatvongs S (eds): Principles and Practice of Surgery for the Colon, Rectum and Anus. St. Louis, Quality Medical Publishing, 1999, pp 1285–1317.
8 Roach MB, Donaldson DS: Urologic complications of colorectal surgery; in Hicks TC, Beck DE, Opelka FG, Timmcke AE (eds): Complications of Colon and Rectal Surgery. Baltimore, Williams & Wilkins, 1996, p 99 ff.
9 Detry R, Saba J, Kestens PJ: Prévention des complications infectieuses en chirurgie colique élective-résultats d'une expérience de 592 cas. Ann Chir 1986;40:305–309.
10 Gordon PH: Malignant neoplasms of the colon; in Gordon PH, Nivatvongs S (eds): Principles and Practice of Surgery for the Colon, Rectum and Anus. St. Louis, Quality Medical Publishing, 1999, p 634.
11 Gordon PH: Malignant neoplasms of the rectum; in Gordon PH, Nivatvongs S (eds): Principles and Practice of Surgery for the Colon, Rectum and Anus. St. Louis, Quality Medical Publishing, 1999, p 753.
12 Köckerling F, Rose J, Schneider C, et al: Laparoscopic colorectal anastomosis: Risk of postoperative leakage. Surg Endosc 1999;13:639–644.
13 Vernava AM, Longo WL: Postoperative anastomotic complications; in Hicks TC, Beck DE, Opelka FG, Timmcke AE (eds): Complications of Colon and Rectal Surgery. Baltimore, Williams & Wilkins, 1996, p 82 ff.
14 Agachan F, Joo JS, Weiss EG, et al: Intraoperative laparoscopic complications – are we getting better? Dis Colon Rectum 1996;39:S14–19.
15 Lacy AM, Garcia-Valdecasas JC, Delgado S, et al: Postoperative complications of laparoscopic-assisted colectomy. Surg Endosc 1997;11:119–122.
16 Larach SW, Patankar SK, Ferrara A, et al: Complications of laparoscopic colorectal surgery – analysis and results of early vs. later experience. Dis Colon Rectum 1997;40:592–596.
17 Lord SA, Larach SW, Ferrara A, et al: Laparoscopic resections for colorectal carcinoma – a three year experience. Dis Colon Rectum 1996;39:148–154.
18 Reissman P, Cohen S, Weiss EG, et al: Laparoscopic colorectal surgery: Ascending the learning curve. World J Surg 1996;20:277–282.
19 Wexner SD, Reissman P, Pfeifer J, et al: Laparoscopic colorectal surgery-analysis of 140 cases. Surg Endos 1996;10:133–136.
20 Böhm B, Schwenk W, Gründel K, et al: Die Bedeutung der laparoskopischen Technik beim primären colorectalen Carcinom. Chirurg 1997; 68:231–236.
21 Lacy AM, Garcia-Valdecasas JC, Pique JM, et al: Short-term outcome analysis of a randomized study comparing laparoscopic versus open colectomy for colon cancer. Surg Endosc 1995;9:1101–1105.
22 Lezoche E, Feliciotti F, Paganini AM, et al: La-

paroscopic colonic resections versus open surgery: A prospective non-randomized study on 310 unselected cases. Hepatogastroenterology 2000;47:697–708.
23 Slim K, Pezet D, Riff Y, et al: High morbidity rate after converted laparoscopic colorectal surgery. Br J Surg 1995;82:1406–1408.
24 Bennett CL, Stryker SJ, Ferreira MR, et al: The learning curve for laparoscopic colorectal surgery. Arch Surg 1997;132:41–44.
25 Beck DE: Laparoscopic surgery; in Hicks TC, Beck DE, Opelka FG, Timmcke AE (eds): Complications of Colon and Rectal Surgery. Baltimore, Williams & Wilkins, 1996, pp 153–162.
26 Poulin EC, Schlachta CM, Seshadri PA, et al: Septic complications of elective laparoscopic colorectal resection. Surg Endosc 2001;15:203–208.
27 Schlachta CM, Mamazza J, Seshadri PA, et al: Determinants of outcomes in laparoscopic colorectal surgery: Multiple regression analysis of 416 resections. Surg Endosc 2000;14:258–263.
28 Köckerling F, Schneider C, Reymond MA, et al: Laparoscopic resection of sigmoid diverticulitis – results of a multicentre study. Surg Endosc 1999;13: 567–571.
29 Köckerling F, Schneider C, Reck T: Die offene Laparoskopie zur Vermeidung von Punktionsverletzungen. Chirurg 1996;67:183–187.
30 Köckerling F, Reymond MA, Schneider C, et al: Fehler und Gefahren in der onkologischen laparoskopischen Chirurgie. Chirurg 1997;68: 215–224.
31 Schneider C, Jung A, Reymond MA, et al: Efficacy of surgical measures in preventing port-site recurrences in a porcine model. Surg Endos 2001;15:121–125.
32 Scheuerlein H, Schug-Paß C, Schneider C, Köckerling F: Stellenwert der Port-Site-Rezidive in der onkologischen laparoskopischen Chirurgie. Chir Gastroenterol 2000;16:141–152.

Chirurgische Gastroenterologie Interdisziplinär

Chir Gastroenterol 2001;17(suppl 2):28–33

Ursachen und Häufigkeit der Konversion bei laparoskopischen kolorektalen Eingriffen

F. Marusch[a] C. Schneider[a,b] H. Scheidbach[b] I. Gastinger[a,c] F. Köckerling[a,b] J. Konradt[d] H.-P. Bruch[e] E. Bärlehner[f] H. Lippert[a]
und die Studiengruppe «Laparoskopische Kolorektale Chirurgie»

[a] An-Institut für Qualitätssicherung in der operativen Medizin gGmbH, Otto-von-Guericke-Universität Magdeburg
[b] Chirurgische Klinik, Klinikum Hannover-Siloah
[c] Chirurgische Klinik, Carl-Thiem-Klinikum, Cottbus
[d] Chirurgische Abteilung, Städtisches Krankenhaus Zehlendorf, Berlin
[e] Chirurgische Klinik, Universitätsklinikum Lübeck
[f] Chirurgische Klinik, HELIOS Klinikum Berlin

Schlüsselwörter
Konversion · Multizenterstudie · Laparoskopie · Kolorektale Chirurgie · Lernkurve · Erfahrung

Zusammenfassung
Die Notwendigkeit zur Konversion ist ein der laparoskopischen Chirurgie eigenes Problem. Diese Untersuchung aus den Daten der Studiengruppe «Laparoskopische kolorektale Chirurgie» zeigt die Bedeutung der Konversion für die Ergebnisse in der laparoskopischen kolorektalen Chirurgie und definiert die Risikofaktoren für die Notwendigkeit einer Konversion. In einem 3,5-Jahres-Zeitraum (1. August 1995 bis 1. Februar 1999) wurden innerhalb dieser Studiengruppe 1658 Patienten in eine prospektive Multizenterstudie eingeschlossen. Es fand sich eine Konversionsrate von 5,2% (n = 86). Die Patienten mit Notwendigkeit einer Konversion hatten ein höheres Körpergewicht (75,7 vs. 71,0 kg). Rektumresektionen zeigten ein höheres Risiko zur Konversion (20,9 vs. 13,0%). Intraoperative Komplikationen traten in der konvertierten Gruppe häufiger auf (27,9 vs. 3,8%). Die Operationsdauer war nach Konversion für den Großteil der durchgeführten Operationsverfahren erhöht. Postoperative Morbidität (47,7 vs. 26,1%), Letalität (5,3 vs. 1,5%), Rekonvaleszenz und postoperativer Krankenhausaufenthalt waren nach Konversion zum Teil signifikant schlechter. Kliniken mit einer Erfahrung von >100 laparoskopischen kolorektalen Eingriffen zeigten eine niedrigere Konversionsrate als solche mit einer Erfahrung von <100 dieser Eingriffe (4,3 vs. 6,9%). Alle diese Unterschiede waren statistisch signifikant. Ist die Konversion selbst in der laparoskopischen Chirurgie nicht als Komplikation anzusehen, so zeigte doch der postoperative Verlauf nach Konversion deutlich schlechtere Ergebnisse in Hinblick auf Morbidität, Letalität, Rekonvaleszenz, Transfusionsbedarf und postoperativen Krankenhausaufenthalt. Die Bedeutung der Erfahrung in der laparoskopischen Chirurgie lässt sich auch an Hand der Konversionsrate nachweisen. Eine sorgfältige Patientenselektion, adaptiert an die Erfahrung des Operateurs, ist erforderlich, um die Rate an Konversionen und damit auch Morbidität und Letalität der laparoskopischen kolorektalen Eingriffe so gering wie möglich zu halten.

Key Words
Conversion · Multicentre study · Laparoscopy · Colorectal surgery · Learning curve · Experience

Summary
Reasons and Incidence of Conversion with Laparoscopic Colorectal Procedures
The necessity for conversion is a particular problem of laparoscopic surgery. The present study analysed data of the study group 'laparoscopic colorectal surgery'. It shows the importance of conversion for the results in laparoscopic surgery and determines the risk factors for the necessity of a conversion. In the framework of a prospective multicentre study, 1658 patients were investigated between August 1, 1995 and February 1, 1999. We found a conversion rate of 5.2% (n = 86). Patients who needed a conversion had a higher weight (75.7 vs. 71.0 kg). Rectal resections showed a higher risk for conversion (20.9 vs. 13.0%). Intraoperative complications more often occurred within the converted group (27.9 vs. 3.8%). Most of the surgical procedures took more time after conversion. The postoperative morbidity (47.7 vs. 26.1), mortality (5.3 vs. 1.5%), the recovery and the postoperative hospital stay were partly significantly poorer after conversion. Hospitals with more than 100 performed laparoscopic colorectal procedures showed a lower conversion rate than hospitals that performed less than 100 such procedures (4.3 vs. 6.9%). All these differences were statistically significant. Even if conversion is not considered a complication during laparoscopic surgery, the postoperative course showed significant poorer results regarding morbidity, mortality, recovery, need for transfusion, and post-operative hospital stay. The importance of experiences in laparoscopic surgery can also be detected by the conversion rate. A careful patient selection, adapted to the surgeon's experience, is necessary in order to keep the conversion rate as well as morbidity and mortality as low as possible.

KARGER
Fax +49 761 452 07 14
E-mail Information@Karger.de
www.karger.com

Accessible online at:
www.karger.com/journals/cga

Dr. F. Marusch
An-Institut für Qualitätssicherung in der operativen Medizin gGmbH
Otto-von-Guericke-Universität Magdeburg
Leipziger Straße 44, D-39120 Magdeburg (Deutschland)
Tel./Fax +49 39 16 71 40 68
E-mail marusch-cottbus@t-online.de

Einleitung

Laparoskopische kolorektale Verfahren sind technisch anspruchsvolle Operationen, die nur von einem in der laparoskopischen Chirurgie überdurchschnittlich erfahrenen Operateur zusammen mit einem eingespielten Team mit niedriger Morbidität und Letalität gemeistert werden können [1].

Die Notwendigkeit zur Konversion ist ein immanentes Problem der laparoskopischen Chirurgie. Für jeden laparoskopischen Eingriff besteht per se die Möglichkeit der Konversion. Ursachen dafür können intraoperative Komplikationen wie Blutungen (Gefäßverletzung), Ureterverletzungen, Darmläsionen oder -ischämie, aber auch der intraoperative Befund sein, d.h., die Diskrepanz zwischen präoperativ erwartetem und intraoperativ tatsächlich vorgefundenem Befund ist erheblich und zwar dahingehend, dass letzterer wesentlich schwieriger bzw. ausgedehnter ist, als es die präoperative Diagnostik vermuten ließ. Das bedeutet für die Karzinomchirurgie, dass ein lokal fortgeschrittenerer Tumor oder eine Invasion in umgebende Strukturen, die die onkologische Radikalität unsicher erscheinen lässt, intraoperativ gefunden wird, und für die Divertikulitis eine ausgedehntere Entzündung als präoperativ diagnostiziert (Hinchey-Stadien II–III).

In Hinblick auf den Zeitpunkt der Konversion während der Operation unterscheidet man zwei Arten: 1. Die sofortige Konversion zu Beginn der Operation bei Diskrepanz zwischen intraoperativem und erwartetem Befund; auch hier kann eine präparative Phase vorangehen, nach der sich die Notwendigkeit zur Konversion endgültig herausstellt. 2. Die Konversion zu einem späteren Zeitpunkt während der Operation, die bei intraoperativen Komplikationen und bei unklarer, nicht abzuklärender Anatomie erforderlich wird. Dabei ist es wichtig zu betonen, dass die Konversion selbst keine Komplikation darstellt, sondern nur Ausdruck des verantwortungsvollen Umgangs des Operateurs mit dem ihm anvertrauten Patienten ist [2]. Neben patientenbezogenen Risikofaktoren wie Adipositas, Voroperationen, großen Tumoren usw. ist auch die Erfahrung des Operateurs ausschlaggebend für die Höhe der Konversionsrate. Sie schwankt für die laparoskopische kolorektale Chirurgie in der Literatur zwischen 2 und 77% [3, 4] (Tab. 1).

Die Erfahrung, d.h. die Anzahl der selbst durchgeführten Operationen, besitzt in der laparoskopischen Chirurgie einen großen Stellenwert. Die Bedeutung der Lernkurve wurde unter anderem für die laparoskopische Cholezystektomie [44–46], das endoskopische Hernienrepair [47], die laparoskopische Splenektomie [48] und die laparoskopische Fundoplicatio [49] nachgewiesen. Eine erforderliche Anzahl von 20–50 Operationen wurde bei diesen Operationsverfahren angegeben, nach denen dann eine deutliche Reduktion der Komplikations- und der Konversionsrate sowie der Operationszeit erreicht werden konnte.

Die laparoskopische kolorektale Chirurgie stellt deutlich höhere Anforderungen an die Erfahrung und das Können des Chirurgen sowie an das Zusammenspiel des Operationsteams. Eine Reihe von Studien hat gezeigt, dass mit steigender Erfahrung die Zahl von intraoperativen und laparoskopiebedingten Komplikationen, die Konversionsrate, Morbidität und Letalität sowie auch die Operationsdauer bei laparoskopischer kolorektaler Chirurgie abnehmen [5, 6, 9, 11, 24, 25, 31, 34, 36, 37, 42, 50].

Tab. 1. Literaturangaben zu Konversionsraten (Fallzahl > 50)

Autor	Referenz	Patientenzahl	Konversionsrate, %
Agachan et al., 1997	5	175	22
Agachan et al, 1996	6	167	23
Baca et al., 1997	7	127	7
Ballantyne et al., 1995	3	652	77
Beart et al., 1994	8	115	19,1
Bennett et al., 1997	9	1194	25,0
Bouilot et al., 1998	10	50	8
Bruch et al, 1999	11	300	7,3
Christen et al., 1996	2	98	13,0
Delgado et al, 1998	12	50	36
Falk et al., 1993	13	66	41
Fielding et al., 1997	14	359	7,2
Fleshman et al., 1996	15	372	15,6
Franklin et al., 1996	16	191	4,2
Gellman et al., 1996	4	104	2,0
Hoffmann et al., 1994	17	80	22,5
Hunkeler et al., 1997	18	65	26
Huscher et al., 1996	19	200	10,5
Jansen et al., 1994	20	51	13,7
Köckerling et al., 1998	21	500	7,0
Kwok et al., 1996	22	83	16,9
Lacy et al., 1997	23	118	12,7
Larach et al., 1997	24	195	9,7
Lord et al., 1996	25	76	25
Lumley et al., 1996	26	240	7,9
Molenaar et al., 1998	27	69	29
Ortega et al., 1995	28	1056	24
Phillips et al., 1992	29	51	7,8
Ramos et al., 1995	30	95	34,7
Reissman et al., 1996	31	100	7
Reissman et al., 1996	32	51	14
Reissman et al., 1996	33	72	10
Schiedeck et al., 1998	34	240	8
Schwandner et al., 1999	35	300	7,3
Senagore et al., 1995	36	60	25
Sher et al., 1997	37	185	23
Slim et al., 1995	38	65	24,6
Stitz et al., 1996	39	320	8,1
Tucker et al., 1995	40	114	13,2
Wexner et al., 1996	41	140	11,0
Wishner et al., 1995	42	150	23,3
Zucker et al., 1994	43	65	3

Material und Methode

Zur Untersuchung der Bedeutung der Fallzahl und Klärung der Auswirkung der Konversion auf die frühpostoperativen Ergebnisse in der laparoskopischen kolorektalen Chirurgie wurde auf die Daten der Studiengruppe «Laparoskopische kolorektale Chirurgie» (Studienleitung Prof. Dr. F. Köckerling, Hannover) zurückgegriffen.

Diese Erhebung erfolgte in Form einer multizentrischen prospektiven Beobachtungsstudie. Alle laparoskopischen kolorektalen Eingriffe wurden erfasst. Es erfolgte keine Selektion der an der Studie teilnehmenden Kliniken. Insgesamt nahmen 33 Kliniken aus Deutschland, der Schweiz und Österreich

an dieser Erfassung teil. Die Dokumentation der Fälle erfolgte nach einem standardisierten Fragebogen; eine Kontrollgruppe gab es nicht. Die Zulassung durch eine Ethikkommission war auf Grund des Charakters der Studie als prospektive Beobachtungsstudie nicht erforderlich. Die Daten wurden in einer ACCESS-Datenbank erfasst und auf ihre Vollständigkeit geprüft. Die Auswertung der Daten erfolgte mittels des Statistikprogramms SPSS 8.0.
Um den Einfluss der Erfahrung auf die Therapieergebnisse der laparoskopischen kolorektalen Chirurgie zu untersuchen, wurden die Kliniken in solche mit einer großen Erfahrung, d. h. >100 laparoskopischen kolorektalen Eingriffen, und denjenigen mit einer Erfahrung von <100 solcher Operationen unterteilt.

Ergebnisse

Zwischen dem 1. August 1995 und dem 1. Februar 1999 wurden innerhalb dieser Multizenterstudie 1658 Operationen prospektiv erfasst und ausgewertet. Die Operationen wurden an 33 Kliniken vorgenommen. Jede dieser Kliniken führte im Durchschnitt 50,2 Operationen (1–447 Operationen) durch. Die Geschlechtsverteilung der Patienten lag mit 43,5% (n = 721) zu 56,5% (n = 937) zugunsten des weiblichen Geschlechts.
Die Patienten waren im Mittel 62,6 Jahre alt (Median 63,5 Jahre, Range 38–94 Jahre).
In diesem 3,5-Jahres-Zeitraum kam es insgesamt zu 86 Konversionen (5,2%). Das Geschlechtsverhältnis von 50% zu 50% männlichen und weiblichen Patienten (jeweils n = 43) unterschied sich nicht signifikant (p = 0,221) von der Gesamtstudie. Die Altersverteilung der Patienten mit Konversion (Durchschnitt 64,7 Jahre, Median 66 Jahre, Range 28–94 Jahre) und ohne Konversion (n = 1572, Durchschnitt 62,5 Jahre, Median 63,4 Jahre, Range 27–94 Jahre) war nicht signifikant verschieden (p = 0,187).
Dagegen hatten die Patienten mit Konversion ein signifikant höheres Körpergewicht (Durchschnitt 75,7 kg, Median 75,0 kg, Range 44–115 kg) als die Patienten ohne Konversion (Durchschnitt 71,0 kg, Median 70 kg, Range 45–172 kg) (p = 0,007). Die Körpergröße der einer Konversion unterzogenen Patienten war mit 169 cm (Median 170 cm, Range 145–196 cm) gleich den Patienten ohne Konversion (Durchschnitt 169 cm, Median 168 cm, Range 147–199 cm).
Die Ursachen der Konversion verdeutlicht Tabelle 2.
Die beiden Gruppen unterschieden sich nicht signifikant in den Operationsindikationen. Zwar wurden mit 14% (n = 12) in der Konversionsgruppe prozentual mehr kurative Rektumresektionen beim Malignom durchgeführt als in der Nicht-Konversionsgruppe (9,5%, n = 150), der Unterschied erwies sich aber als nicht signifikant (p = 0,190). Ebenso fand sich bei der Operation der Divertikulitis – Konversionsgruppe 37,2% (n = 32) versus Nicht-Konversionsgruppe 30,2% (n = 474) – kein signifikanter Unterschied (p = 0,186). Das Karzinom per se war in dieser Studie kein Grund für eine höhere Konversionsrate – Konversionsgruppe 26,7% (n = 23) versus Nicht-Konversionsgruppe 30,9% (n = 485) (p = 0,421).
Die Stadienverteilung und Verteilung der T-Kategorie zeigt Tabelle 3.
Ein höheres Risiko zur Konversion barg in dieser Studie die Rektumresektion. In der Gruppe der Patienten, die einer Konversion

Tab. 2. Ursachen der Konversionen

Konversionsgrund (n = 86)	n	%
Probleme mit Tumor	14	16,3
Verwachsungen	32	37,2
Intraoperative Komplikationen	13	15,1
Anatomie	14	16,3
Anastomosenprobleme	9	10,5
Technische Probleme	2	2,3
Pneumoperitoneum nicht toleriert	2	2,3

Tab. 3. T-Kategorie und Stadienverteilung bei Konversion und Nicht-Konversion

	Konversion, % (n = 23)	Keine Konversion, % (n = 485)	p-Wert	
T-Kategorie				
T1	21,7	16,7	0,803	(n. s.)
T2	8,7	27,6	<0,05	(s.)
T3	69,5	50,5	0,546	(n. s.)
T4	–	1,9		
UICC-Stadien				
I	21,7%	36,1	0,154	(n. s.)
II	43,5%	28,7	0,4	(n. s.)
III	34,8%	32,4	1,0	(n. s.)

n. s. = Nicht signifikant; s. = signifikant.

unterzogen wurden, wurde bei 18 Fällen eine Rektumresektion (20,9%) durchgeführt, in der Nicht-Konversionsgruppe war dies nur bei 13,0% der Patienten (n = 205) der Fall. Der Unterschied war signifikant (p < 0,05).
Intraoperative Komplikationen traten in der Konversionsgruppe bei 24 Fällen auf (27,9%), wobei 14 Komplikationen der Grund zur Konversion selbst waren (Nicht-Konversionsgruppe 3,8%, n = 59) (p < 0,05).
Auch die Rate an notwendigen Transfusionen unterschied sich signifikant. Wurde in der Konversionsgruppe bei 36% aller Fälle (n = 31) bei einem mittleren intraoperativen Blutverlust von 563 ml (Median 500 ml, Range 0–3000 ml) die Indikation zur Transfusion gestellt, so war die Transfusion in der Nicht-Konversionsgruppe nur bei 12% (n = 188) aller Fälle bei einem mittleren intraoperativen Blutverlust von 240 ml (Median 200 ml, Range 0–2500 ml) (p < 0,05) erforderlich.
Lokale Wundheilungsstörungen traten bei Konversionen bei 18,6% der Patienten (n = 16) auf, bei allen anderen Operationen bei 8,5% (n = 133) (p < 0,05).
Auch die Rate an weiteren postoperativen Komplikationen war in der Konversionsgruppe zum Teil signifikant höher (Tab. 4). Damit ergab sich eine postoperative Morbidität von 47,7% (n = 41) für die Konversionen und 26,1% (n = 411) für die Nicht-Konversionen. Der Unterschied erwies sich als signifikant (p < 0,05).
Der postoperative Verlauf verzögerte sich in der Konversionsgruppe sowohl beim Kostaufbau als auch bei der Entlassung (Tab. 5). Ein deutlicher bzw. signifikanter Unterschied war auch in der Operationsdauer für verschiedene Eingriffe zu verzeichnen (Tab. 6).
Als Endpunkt der Diskussion über die Bedeutung der Konversion für die Ergebnisse in der laparoskopischen kolorektalen Chirurgie

Tab. 4. Postoperative Komplikationen bei laparoskopischen kolorektalen Operationen (OP)

Komplikationen	Konversion, % (n = 86)	Keine Konversion, % (n = 1572)	p-Wert	
Passagestörung	9,3	3,0	<0,05	(s.)
Ileus, keine OP	2,3	0,4	<0,05	(s.)
Ileus, OP	4,65	0,7	<0,05	(s.)
Anastomoseninsuffizienz, keine OP	7,0	1,9	<0,05	(s.)
Anastomoseninsuffizienz, OP	4,65	1,6	<0,05	(s.)
Kardiopulmonal	5,8	2,4	0,063	(n. s.)
Pneumonie	4,65	2,5	0,278	(n. s.)
Nierenversagen	3,5	0,3	<0,05	(s.)
Hämatom, Abszess	4,65	2,9	0,318	(n. s.)
Harnweginfekt	7,0	5,1	0,448	(n. s.)
Peritonitis	2,3	0,8	<0,05	(s.)
Sonstige	10,5	5,7	0,088	(n. s.)
Gesamt	38,4	20,9	<0,05	(s.)

Tab. 5. Postoperativer Verlauf nach laparoskopischen kolorektalen Operationen

Kriterien	Konversion, Tage (n = 86)	Keine Konversion, Tage (n = 1572)	p-Wert	
Parenterale Ernährung	3,6	2,2	<0,05	(s.)
Flüssige Ernährung	4,2	2,8	<0,05	(s.)
Orale Kost	7,8	5,2	0,079	(n. s.)
Erster Stuhlgang	4,55	3,5	<0,05	(s.)
Entlassung	18,15	14,2	<0,05	(s.)

Tab. 6. Operationsdauer für die häufigsten laparoskopischen Eingriffe

Mittlere Operationsdauer (median), min	Konversion	Keine Konversion	p-Wert	
R0-Rektumexstirpation	207 (200)	225 (210)	0,718	(n. s.)
R0-Rektumresektion	337 (325)	186 (180)	<0,05	(s.)
R0-Sigmaresektion	200 (205)	166 (155)	0,359	(n. s.)
Sigmaresektion bei Divertikulitis	254 (242)	165 (147)	<0,05	(s.)

war eine Letalität von 3,5% (n = 3) bei Patienten, die einer Konversion unterzogen wurden, gegenüber 1,5% (n = 24) bei den laparoskopisch operierten Patienten (p = 0,161) zu verzeichnen.

Um den Einfluss der Erfahrung auf die Konversionsrate der laparoskopischen kolorektalen Chirurgie zu untersuchen, wurden die Kliniken in solche mit einer Erfahrung von >100 laparoskopischen kolorektalen Eingriffen und in diejenigen mit einer Erfahrung von <100 solcher Operationen unterteilt. Fünf Kliniken verzeichneten >100 laparoskopische kolorektale Eingriffe (durchschnittlich 220 Operationen, Bereich 136–442 Operationen); 28 Kliniken <100 Operationen (durchschnittlich 20 Operationen, Bereich 1–93 Operationen). In der erfahreneren Gruppe traten mit 4,3% (n = 48) signifikant weniger Konversionen auf als in der Gruppe mit <100 Operationen mit 6,9% Konversionen (n = 38) (p < 0,05).

Diskussion

Die Durchführbarkeit der laparoskopischen kolorektalen Chirurgie sowohl bei benignen als auch malignen Erkrankungen des Kolorektums muss an dieser Stelle nicht mehr diskutiert werden. Die letzten Zweifel an der onkologisch adäquaten Therapie des Malignoms durch die laparoskopische kolorektale Chirurgie sind noch nicht ausgeräumt [51].

Der Begriff «Konversion», d. h. das Umsteigen vom laparoskopischen Verfahren auf die Laparotomie, bezieht sich auf den Entscheidungspunkt, an dem der Chirurg realisiert, dass ein weiterer Operationsfortgang mit laparoskopischen Manövern unangemessen ist [5]. Die in dieser Multizenterstudie an einer großen Patientenzahl erreichte Konversionsrate von 5,2% stellt einen akzeptabel niedrigen Wert dar. Die häufigsten Ursachen der Konversion waren Probleme des Operateurs mit dem Tumor, Verwachsungen und intraoperative Komplikationen.

Ein signifikant höheres Risiko zur Konversion war bei Patienten mit einem größeren Körpergewicht sowie bei Rektumresektion zu beobachten. Die Divertikulitis selbst war im Gegensatz zu anders lautenden Angaben in der Literatur nicht signifikant häufiger in der Konversionsgruppe vertreten [35, 37, 52].

Sher et al. [37] gaben eine Konversionsrate von 38,9% für die Divertikulitis an; allerdings betrug die Zahl der Operationen nur n = 18. Schiedeck et al. [34] berichteten über eine Konversionsrate von 14% bei 52 operierten Divertikulitisfällen bei einer generellen Konversionsrate von 8% für 240 laparoskopische kolorektale Eingriffe und schlussfolgerten, dass sich mit wachsender Erfahrung auch laparoskopische Eingriffe bei entzündlich verändertem Kolon mit einer Morbidität ausführen lassen, die der konventioneller Verfahren vergleichbar ist.

Stellt die Konversion selbst noch keine Komplikation der laparoskopischen Chirurgie dar, so war doch die postoperative Morbidität und Letalität der Patienten nach Konversion in dieser Studie deutlich erhöht. Slim et al. [38] beschrieben eine höhere Morbidität von 50% bei Konversionen gegenüber 21% bei primär offener Operation. Diese Aussage wurde auch von anderen Autoren bestätigt.

Demgegenüber beobachteten Delgado et al. [12] keinen Unterschied zwischen Konversion und laparoskopisch beendeter Operation in Hinblick auf die Komplikationsrate. Auch Schwandner et al. [35] fanden bei 22 konvertierten Patienten (Konversionsrate 7,3%) keine erhöhte Morbidität. Die Letalität in der berichteten konvertierten Gruppe war 0%, und es zeigte sich auch keine Differenz in der postoperativen Verweildauer. In der gleichen Arbeit wiesen die Autoren in einer logistischen Regression mit dem Zielkriterium Konversion die Divertikulitis (p = 0,0317), das Alter 55–64 Jahre (p = 0,0038) und einen extremen Body-Mass-Index (BMI) (p = 0,0002) als unabhängige Faktoren für eine Konversion nach.

Falk et al. [13] beobachteten eine höhere Inzidenz von Minor- und Major-Komplikationen in der konvertierten Gruppe (44 vs. 21%).

Lord et al. [25] gaben eine signifikante Verlängerung der postoperativen Verweildauer von 5,8 Tagen bei laparoskopisch beendeter Operation im Vergleich zu 8,2 Tage bei Konversion an.

In der vorgestellten Untersuchung war die Morbidität (47,7 vs. 26,1%) in der Gruppe der Konversionen signifikant erhöht.

Ein wichtiger Faktor bei der Entscheidung zur Konversion ist der Zeitpunkt, an dem der Entschluss gefasst wird, dass ein Fortgang der Operation auf laparoskopischem Weg ein zu großes Risiko darstellt. Dieser Entschluss zur Konversion muss möglichst frühzeitig gestellt werden. Agachan et al. [5] verdeutlichten, dass wenn die Entscheidung zur Konversion möglichst zeitig im Operationsprozess gefällt wird, sich die Operationsdauer nicht signifikant erhöht. Die Bedeutung der möglichst frühzeitigen Entscheidung ist auch von der laparoskopischen Cholezystektomie bekannt. Die Fähigkeit zum frühestmöglichen Erkennen der Notwendigkeit der Konversion ist abhängig vom Erfahrungsstand des Operateurs.

In dieser Studie waren die Operationszeiten für die Patienten mit Konversion gegenüber den nicht konvertierten Patienten bei der kurativen Rektumresektion und der Sigmaresektion bei Sigmadivertikulitis signifikant erhöht. Dies weist darauf hin, dass der Entschluss zur Konversion häufig erst spät gestellt wurde. Möglicherweise ist die Erhöhung der Morbidität und Letalität ebenfalls darauf zurückzuführen. Aber auch andere Autoren berichten von einer Verlängerung der Operationszeit nach Konversion [53, 38].

Einen entscheidenden Faktor bei der Betrachtung der Konversionsrate stellt die Lernkurve dar. Diese ist in der laparoskopischen kolorektalen Chirurgie im Vergleich z.B. zur laparoskopischen Cholezystektomie deutlich länger [1, 9, 24, 36, 42, 50, 54].

Bruch et al. [11] berichteten über eine Konversionsrate von 8% bei den ersten 100 laparoskopischen kolorektalen Operationen und von 6% bei den letzten 100 von insgesamt 300 Operationen mit einer durchschnittlichen Rate von 7,3%. Schwandner et al. [35] aus der gleichen Klinik gaben eine Konversionsrate von 9,3% bei den ersten 150 Operationen und von 5,3% für die zweiten 150 Operationen an. Senagore et al. [36] beobachteten in ihrer Lernkurve eine Rate von 20% Konversionen während der ersten 20 Operationen, von 45% Konversionen bei den zweiten 20 Operationen und von 10% Konversionen bei den letzten 20 laparoskopischen kolorektalen Operationen. Larach et al. [24] schließlich gaben eine Konversionsrate von 19,5% in einer frühen Gruppe (24 Konversionen bei 123 Operationen) und von 20,8% (15 Konversionen bei 72 Operationen) in einer späten Gruppe an, wobei die Rate an Konversionen wegen intraoperativen Komplikationen von 7,3% in der frühen Gruppe auf 1,4% in der späten Gruppe sank. Lord et al. [25] demonstrierten in einem 3-Jahres-Zeitraum an 76 Patienten eine Rate von 32% Konversionen in den ersten 6 Monaten und 8% in den letzten 6 Monaten.

In unserer Untersuchung hatten die Kliniken mit einer Erfahrung von >100 laparoskopischen kolorektalen Eingriffen eine signifikant geringere Konversionsrate als solche mit einer Erfahrung von <100 Operationen (4,3 vs. 6,9%). Dies zeigt eindrucksvoll den Wert der Erfahrung für die Ergebnisse in der laparoskopischen kolorektalen Chirurgie.

Die Resultate dieser Studie legen den Schluss nahe, dass eine sorgfältige Patientenselektion adaptiert an den Erfahrungsstand des Operateurs sinnvoll ist, um die höhere Morbidität und Letalität nach Konversion zu vermeiden [55]. Wenn erforderlich, sollte die Entscheidung zur Konversion hin zur offenen Chirurgie zeitig gefällt werden, um eine gefährliche und zeitraubende Präparationsphase zu vermeiden.

Teilnehmer der Studie

T. Reck, W. Hohenberger, Erlangen; W. Krause, Suhl; I. Gastinger, F. Marusch, Cottbus; K. Dittrich, K. Dinstl, Wien; J. Gerberding, H.-F. Weiser, Rotenburg/Wümme; V. Götzen, I. Baca, Bremen-Ost; T. Hager, Kronach; T. Schiedeck, H.-P. Bruch, Lübeck; B. Heukrodt, E. Bärlehner, Berlin; D. Menzel, C. Hottenrott, Frankfurt/Main; F.-U. Zittel, K. Schönleben, Ludwigshafen; W. Bittmann, W. Heitland, München-Bogenhausen; H. A. Richter, Bremen; C. Hillert, Hamburg; J. Zacherl, R. Jakesz, Wien; J. Nägeli, J. Lange, St. Gallen; L. Köhler, H. Troidel, Köln-Merheim; E. Gross, Hamburg; C. Glaser, G. Szinicz, Bregenz; G. Ehren, J. Konradt, Berlin; U. Nahrstedt, Hamburg; G.F. Meyer, F.W. Schildberg, München; T. Melchert, H. Schramm, Gera; B. Frosch, W. Asperger, Halle/Saale; L. Meyer, J. Scheele, Jena; U. Hildebrandt, Homburg/Saar; G. Wesch, Achern; G. Dreißigacker, G. Tidow, Hannover; H. Faust, H. Kohaus, Gelsenkirchen; M. Eybe, W. Tigges, Zweibrücken; H.-J. Winkelmann, Holten; C. Haas, H.M. Höhne, Burglengenfeld; R. Engemann, Aschaffenburg; F. Köckerling, C. Schneider, H. Scheidbach, H. Scheuerlein, Hannover.

Literatur

1 Schirmer BD: Laparoscopic colon resection. Surg Clin North Am 1996;76: 571–583.
2 Christen D, Buchmann P: Sources of hazards in laparoscopic colon surgery and how to avoid them. Swiss Surg 1996;2:203–207.
3 Ballantyne GH: Laparoscopic-assisted colorectal surgery: Review of results in 752 patients. Gastroenterologist 1995;3:75–89.
4 Gellman L, Salky B, Edye M: Laparoscopic assisted colectomy. Surg Endosc 1996;10:1041–1044.
5 Agachan F, Joo JS, Sher M, Weiss EG, Nogueras JJ, Wexner SD: Laparoscopic colorectal surgery. Do we get faster? Surg Endosc 1997;11:331–335.
6 Agachan F, Joo JS, Weiss EG, Wexner SD: Intraoperative laparoscopic complications. Are we getting better? Dis Colon Rectum 1996;39(suppl 10):14–19.
7 Baca I, Schultz C, Gotzen V, Grzybowski L: Laparoscopy-assisted colorectal surgery. Early outcome in benign and malignant diseases – a prospective study of 120 patients. Zentralbl Chir 1997;122:569–576; discussion 576–577.
8 Beart RW Jr: Laparoscopic colectomy: Status of the art. Dis Colon Rectum 1994;37(suppl):47–49.
9 Bennett CL, Stryker SJ, Fereira MR, Adams J, Beart RW: The learning curve for laparoscopic colorectal surgery. Preliminary results from a prospective analysis of 1194 laparoscopic-assisted colectomies. Arch Surg 1997;132:41–44; discussion 45.
10 Bouillot JL, Aouad K, Badawy A, Alamowitch B, Alexandre JH: Elective laparoscopic-assisted colectomy for diverticular disease. A prospective study in 50 patients. Surg Endosc 1998;12:1393–1396.
11 Bruch H, Schiedeck Th, Schwandner O: Laparoscopic colorectal surgery: A five-year experience. Dig Surg 1999;16:45–54.

12 Delgado Gomis F, Bolufer Cano JM, Grau Cardona E, Domingo del Pozo C, Garcia Lozano A, Castro Garcia C, Gomez Abril S: Early results of laparoscopic resection of colorectal cancer. Rev Esp Enferm Dig 1998;90:323–334.
13 Falk PM, Beart RW Jr, Wexner SD, Thorson AG, Jagelman DG, Lavery IC, Johansen OB, Fitzgibbons RJ Jr: Laparoscopic colectomy: A critical appraisal. Dis Colon Rectum 1993;36:28–34.
14 Fielding GA, Lumley J, Nathanson L, Hewitt P, Rhodes M, Stitz R: Laparoscopic colectomy. Surg Endosc 1997;11:745–749.
15 Fleshman JW, Nelson H, Peters WR, Kim HC, Larach S, Boorse RR, Ambroze W, Leggett P, Bleday R, Stryker S, Christenson B, Wexner S, Senagore A, Rattner D, Sutton J, Fine AP: Early results of laparoscopic surgery for colorectal cancer. Retrospective analysis of 372 patients treated by Clinical Outcomes of Surgical Therapy (COST) Study Group. Dis Colon Rectum 1996;39(suppl 10):53–58.
16 Franklin ME Jr, Rosenthal D, Abrego-Medina D, Dorman JP, Glass JL, Norem R, Diaz A: Prospective comparison of open vs. Laparoscopic colon surgery for carcinoma: Five-year results. Dis Colon Rectum 1996;39:35–46.
17 Hoffman GC, Baker JW, Fitchett CW, Vansant JH: Laparoscopic-assisted colectomy. Initial experience. Ann Surg 1994;219:732.
18 Hunkeler R, Gerst P, Seifert M, Wehrli H: Laparoscopic colon surgery in the regional hospital initial experiences after 65 interventions. Schweiz Med Wochenschr 1997;suppl 89:25–30.
19 Huscher C, Silecchia G, Croce E, Farello GA, Lezoche E, Morino M, Azzola M, Feliciotti F, Rosato P, Tarantini M, Basso N: Laparoscopic colorectal resection. A multicenter Italian study. Surg Endosc 1996;10:875–879.
20 Jansen A: Laparoscopic-assisted colon resection. Evolution from an experimental technique to a standardized surgical procedure. Ann Chir Gynaecol 1994;83:86–91.
21 Köckerling F, Schneider C, Reymond MA, Scheidbach H, Konradt J, Baerlehner E, Bruch HP, Kuthe A, Troidl H, Hohenberger W: Early results of a prospective multicenter study on 500 consecutive cases of laparoscopic colorectal surgery. Laparoscopic Surgery Study Group (LCSSG). Surg Endosc 1998;12: 37–41.
22 Kwok SP, Lau WY, Carey PD, Kelly SB, Leung KL, Li AK: Prospective evaluation of laparoscopic-assisted large bowel excision for cancer. Ann Surg 1996;223:170–176.
23 Lacy AM, Garcia-Valdecasas JC, Delgado S, Grande L, Fuster J, Tabet J, Ramos C, Pique JM, Cifuentes A, Visa J: Postoperative complications of laparoscopic-assisted colectomy. Surg Endosc 1997;11: 119-122
24 Larach SW, Patankar SK, Ferrara A, Williamson PR, Perozo SE, Lord AS: Complications of laparoscopic colorectal surgery. Analysis and comparison of early vs. later experience. Dis Colon Rectum 1997;40:592–596.
25 Lord SA, Larach SW, Ferrara A, Williamson PR, Lago CP, Lube MW: Laparoscopic resections for colorectal carcinoma. A three-year experience. Dis Colon Rectum 1996;39:148–154.
26 Lumley JW, Fielding GA, Rhodes M, Nathanson LK, Siu S, Stitz RW: Laparoscopic-assisted colorectal surgery. Lessons learned from 240 consecutive patients. Dis Colon Rectum 1996;39:155–159.
27 Molenaar CB, Bijnen AB, de Ruiter P: Indications for laparoscopic colorectal surgery. Results from the Medical Centre Alkmaar, The Netherlands. Surg Endosc 1998;12:42–45.
28 Ortega AE, Beart RW Jr, Steele GD, Winchester DP, Greene FL: Laparoscopic bowel surgery registry: Preliminary results. Dis Colon Rectum 1995; 38:681–686.
29 Phillips EH, Franklin M, Carroll BJ, Fallas MJ: Laparoscopic colectomy. Ann Surg 1992;216:703.
30 Ramos JM, Beart RW Jr, Goes R, Ortega AE, Schlinkert RT: Role of laparoscopy in colorectal surgery. A prospective evaluation of 200 cases. Dis Colon Rectum 1995;38:494–501.
31 Reissman P, Cohen S, Weiss EG, Wexner SD: Laparoscopic colorectal surgery: Ascending the learning curve. World J Surg 1996;20:277–281;282.
32 Reissman P, Salky BA, Edye M, Wexner SD: Laparoscopic surgery in Crohn's disease. Indications and results. Surg Endosc 1996;10:1201–1203;1203–1204.
33 Reissman P, Salky BA, Pfeifer J, Edye M, Jagelman DG, Wexner SD: Laparoscopic surgery in the management of inflammatory bowel disease. Am J Surg 1996;171:47–50;50–51.
34 Schiedeck THK, Schwandner O, Bruch HP: Laparoscopic sigmoid resection in diverticulitis. Chirurg 1998;69:846–853.
35 Schwandner O, Schiedeck THK, Bruch HP: The role of conversion in laparoscopic colorectal surgery. Do predictive factors exist? Surg Endosc 1999;13:151–156.
36 Senagore AJ, Luchtefeld MA, Mackeigan JM: What is the learning curve for laparoscopic colectomy? Am Surg 1995;61:681–685.
37 Sher ME, Agachan F, Bortul M, Nogueras JJ, Weiss EG, Wexner SD: Laparoscopic surgery for diverticulitis. Surg Endosc 1997;11:264–267.
38 Slim K, Pezet D, Riff Y, Clark E, Chipponi J: High morbidity rate after converted laparoscopic colorectal surgery. Br J Surg 1995;82:1406–1408.
39 Stitz RW, Lumley JW: Laparoscopic colorectal surgery – new advances and techniques. Ann Acad Med Singapore 1996;25:653–656.
40 Tucker JG, Ambroze WL, Orangio GR, Duncan TD, Mason EM, Lucas GW: Laparoscopically assisted bowel surgery. Analysis of 114 cases. Surg Endosc 1995;9:297–300.
41 Wexner SD, Reissman P, Pfeifer J, Bernstein M, Geron N: Laparoscopic colorectal surgery: Analysis of 140 cases. Surg Endosc 1996;10:133–136.
42 Wishner JD, Baker JW Jr, Hoffman GC, Hubbard GW 2nd, Gould RJ, Wohlgemuth SD, Ruffin WK, Melick CF: Laparoscopic-assisted colectomy. The learning curve. Surg Endosc 1995;9:1179–1183.
43 Zucker KA, Pitcher DE, Martin DT, Ford RS: Laparoscopic-assisted colon resection. Surg Endosc 1994;8:12.
44 Cagir B, Rangraj M, Maffuci L, Herz BL: The learning curve for laparoscopic cholecystectomy. J Laparoendosc Surg 1994;4:419–427.
45 Lekawa M, Shapiro SJ, Gordon LA, Rothbart J, Hiatt JR: The laparoscopic learning curve. Surg Laparosc Endosc 1995;5:455–458.
46 Sanabria JR, Gallinger S, Croxford R, Strasberg SM: Risk factors in elective laparoscopic cholecystectomy for conversion to open cholecystectomy. J Am Coll Surg 1994;179:696–704.
47 Liem MS, van Steensel CJ, Boelhouwer RU, Weidema WF, Clevers GJ, Meijer WS, Vente JP, de Vries LS, van Vroonhoven TJ: The learning curve for totally extraperitoneal laparoscopic inguinal hernia repair. Am J Surg 1996; 171:281–285.
48 Rege RV, Joehl RJ: A learning curve for laparoscopic splenectomy at an academic institution. J Surg Res 1999;81:27–32.
49 Watson DI, Baigrie RJ, Jamieson GG: A learning curve for laparoscopic fundoplication. Definable, avoidable, or waste of time? Ann Surg 1996;224:198–203.
50 See WA, Cooper CS, Fisher RJ: Predictors of laparoscopic complications after formal training in laparoscopic surgery. JAMA 1993;270:2689–2692.
51 Köckerling F, Reymond MA, Schneider C, Hohenberger W: Pitfalls and hazards in oncological laparoscopic surgery. Chirurg 1997;68:215–224.
52 Eijsbouts QA, Cuesta MA, de Brauw LM, Sietses C: Elective laparoscopic-assisted sigmoid resection for diverticular disease. Surg Endosc 1997;11:750–753.
53 Begos DG, Arsenauld J, Ballantyne GH: Laparoscopic colon and rectal surgery at a VA hospital. Analysis of the first 50 cases. Surg Endosc 1996;10: 1050–1056.
54 Sjodahl R, Nystrom PO: Laparoscopic colorectal surgery in progress. Eur J Surg 1998;suppl 582:124–127.
55 Marusch F, Koch A, Kube R, Gastinger I: Laparoscopic creation of stomas – an ideal single indication in minimally invasive surgery. Chirurg 1999;70:785–788.

Chirurgische Gastroenterologie interdisziplinär

Chir Gastroenterol 2001;17(suppl 2):34–38

Kosten des laparoskopischen Eingriffs am Kolorektum: Sind sie vertretbar?[1]

L. Köhler[a] E. Eypasch[b]

[a] Chirurgische Klinik, Kreiskrankenhaus Grevenbroich – St. Elisabeth, Grevenbroich
[b] Chirurgische Klinik, Malteser Krankenhaus St. Hildegardis, Köln

Schlüsselwörter
Laparoskopische Kolonchirurgie: Lebensqualität, Kosten

Zusammenfassung
In einer prospektiven Kosten-Nutzen-Analyse wurden die Kosten der laparoskopischen und offenen Kolonchirurgie dem Gewinn an Lebensqualität gegenübergestellt. 30 offen operierte Patienten wurden mit 36 laparoskopisch operierten Patienten verglichen. Einschlusskriterien waren sowohl die Divertikulitis als auch maligne Erkrankungen. Die Lebensqualität der Patienten wurde durch 2 verschiedene Instrumente prospektiv erfasst: dem SF-36-Fragebogen sowie dem Gastrointestinalen Lebensqualitätsindex (GLQI). Die Kosten wurden prospektiv anhand eines standardisierten Protokolls ermittelt, wobei alle verbrauchten Ressourcen einem individuellen Patienten- und Behandlungsvorgang zugeordnet wurden. Die Kosten für die endoskopische Kolonchirurgie betrugen 9428,– DM gegenüber 10 896,– DM für eine offene Operation. Der längere Krankenhausaufenthalt bei der offenen Chirurgie führte zu einem insgesamt höheren Kostensatz für die offene Kolonchirurgie. Patienten nach endoskopischer Kolonoperation hatten bereits 6 Wochen nach der Operation höhere Lebensqualitätsindizes als nach konventionellen Operationen: 115 gegenüber 95 Punkten ($p < 0,05$ GLQI). Ähnliche Ergebnisse ergaben sich für den SF-36-Fragebogen. Die laparoskopische Kolonchirurgie ist eine kostengünstige Alternative zum offenen Verfahren, das dem Patienten noch zusätzlich zu einem früheren Zeitpunkt eine bessere Lebensqualität bietet.

Key Words
Laparoscopic colon surgery: quality of life, costs

Summary
Costs of Laparoscopic Colon Surgery: Are They Justifiable?
The benefit of laparoscopic colon surgery in terms of quality of life is not well documented until now, and high costs are still discussed. In a prospective trial, 30 patients underwent open colon surgery for diverticulitis or cancer, and 36 patients were operated laparoscopically. Quality of life was assessed using the SF-36 questionnaire and the Gastrointestinal Quality of Life Index (GQLI). Costs were documented by a standardized protocol for resource utilisation in the individual patient. Costs for laparoscopic surgery were 9,248 DM per case, in comparison to 10,896 DM for open surgery. The longer hospital stay contributed to the higher costs for open surgery. Six weeks after laparoscopic surgery, patients had higher quality-of-life indices than after open operations: GQLI 115 versus 95 points ($p < 0.05$). Parallel results were observed for the SF-36 questionnaire. Laparoscopic colon surgery is a cost-effective procedure compared to open surgery, offering a better quality of life at an earlier stage.

Einleitung

In zahlreichen Studien wird immer wieder betont, dass die Vorteile der laparoskopischen Kolonchirurgie wie bessere Lebensqualität, schnellere Erholung und weniger Schmerzen hinreichend bekannt

[1] Teile der Arbeit wurden in Chir Prax 2000;57:13–28 veröffentlicht.

KARGER

Fax +49 761 452 07 14
E-mail Information@Karger.de
www.karger.com

Accessible online at:
www.karger.com/journals/cga

PD Dr. L. Köhler
Chirurgische Klinik
Kreiskrankenhaus Grevenbroich – St. Elisabeth
Von-Werth-Straße 5
D-41515 Grevenbroich (Deutschland)
Tel. +49 21 81 60 02-2 85, Fax -3 23

seien. Analysiert man jedoch die Studien, so handelt es sich in der Regel um einarmige Beobachtungsstudien, während randomisierte Studien zu dieser Fragestellung selten anzutreffen sind. Des weiteren sind angesichts der Diskussion um die Einführung der DRG und der Kostenproblematik im Gesundheitswesen Kosten-Nutzen-Analysen der laparoskopischen und offenen Kolonchirurgie dringend notwendig.

Ziel der vorliegenden Untersuchung war eine umfassende gesundheitsökonomische Evaluation der laparoskopischen im Vergleich zur offenen Kolonchirurgie. Da dies ohne professionelle Unterstützung kaum gelingen kann, wurde die Koordination des Instituts für Gesundheitsökonomie der Universität Köln gesucht sowie eine finanzielle Unterstützung vom Verband der Angestellten-Krankenkassen und von der medizinisch-technischen Industrie angenommen. So konnte eine Kosten-Nutzen-Analyse in Anlehnung an Torrance [1], die modernen wissenschaftlichen Kriterien standhält, durchgeführt werden.

Patienten und Methodik

Klinischer Ablauf

An zwei chirurgischen Kliniken, einem Krankenhaus der Maximalversorgung sowie einem Krankenhaus der Grund- und Regelversorgung, wurden von Januar 1996 bis Dezember 1998 konsekutiv Patienten mit malignen und benignen Erkrankungen des Kolons in die prospektive Studie aufgenommen.

Im Krankenhaus der Maximalversorgung strebte man während des gesamten Studienzeitraums ein laparoskopisches Operationsverfahren bei allen Kolonerkrankungen an, so dass schließlich 71% der Patienten diesem Verfahren zugeführt werden konnten [2].

Im Krankenhaus der Grund- und Regelversorgung wurden von Juni 1997 bis Juni 1998 sämtliche Patienten bei verschiedenen Kolonerkrankungen offen operiert, bis im Juli 1998 auf das angestrebte laparoskopische Verfahren umgestiegen wurde und eine Quote von 50% laparoskopischer Operationen erzielt werden konnte. Durch dieses modifizierte Verfahren der Zuteilung wurde eine zum damaligen Zeitpunkt nicht realisierbare und durch die Autoren der Studie auch nicht vertretbare Randomisierung der Patienten auf die beiden Operationsverfahren umgangen.

Kosten-Nutzen-Erfassung

An der Kostenerfassung für die Behandlung sowie an der Evaluation der Lebensqualität beteiligten sich zwei wirtschaftswissenschaftliche Diplomanden sowie zwei medizinische Doktoranden, die jeweils prospektiv sowohl die Kostendaten der Behandlung des Patienten am Krankenbett bzw. im Operationssaal als auch die Daten zur Lebensqualität erhoben.

In der prospektiven Dokumentation wurden sämtliche Leistungsschritte wie z. B. Operation, Betreuung auf der Intensiv- und Normalstation, im weiteren Verlauf erforderliche Labor- und bildgebende Untersuchungen wie Röntgen und CT erfasst und leistungsmäßig zugerechnet. Weiterhin erforderliche Zusatzleistungen, wie etwa eine erneute Operation des Patienten oder ein wiederholter Aufenthalt auf der Intensivstation, wurden aus Gründen der Einfachheit durch den tagesgleichen Pflegesatz dokumentiert und errechnet.

Diejenigen Operationen, die den Umstieg von einer Bauchspiegelungsoperation auf ein offenes Verfahren erforderten, wurden den offenen Operationen zugerechnet.

Die Befindlichkeit, d. h. die Lebensqualität der behandelten Patienten, wurde anhand eines vorgegebenen Zeitrasters sowohl durch eine präoperative Untersuchung als auch in definierten zeitlichen Intervallen im ersten postoperativen Jahr erfasst. Es wurden gültige geprüfte und im täglichen Einsatz befindliche Merkmale zur Messung der Befindlichkeit herangezogen. Zur Stärkung der Aussagekraft der Ergebnisse wurden zwei klinisch geeignete Instrumente parallel eingesetzt: der Gastrointestinale Lebensqualitätsindex (GLQI) [5] und der SF-36-Fragebogen [6, 7].

Beide Instrumente wurden in Form eines sehr detaillierten Fragebogens den Patienten zur Beantwortung 6 Wochen, 3 Monate sowie 1 Jahr postoperativ vorgelegt.

Neben der Kosten- sowie der Nutzenerfassung wurden auch im Rahmen einer systematischen Nachuntersuchung z. B. Schäden der Bauchwand wie Bauchwandbrüche erfasst.

Statistik

Zur Beschreibung der Ergebnisse der Studie (Kostendaten und Lebensqualitätswerte) wurden deskriptive statistische Techniken eingesetzt. Der t-Test nach Student diente bei dem Signifikanzniveau von $p < 0{,}05$ zum Vergleich der Kostendaten.

Ergebnisse

Demographische und klinische Variablen

36 endoskopisch sowie 30 offen operierte Patienten gingen in die Untersuchung ein. Die demographischen und klinischen Variablen der Patienten wie Alter, Geschlechtszugehörigkeit und Indexdiagnosen sind Tabelle 1 zu entnehmen.

Tabelle 2 beschreibt den klinischen Verlauf der Patienten, dargestellt auf dem Raster der Klassifikation von Komplikationen nach Troidl [4]. 86% der endoskopisch operierten Patienten zeigten einen komplikationslosen Verlauf. Dem standen nur 60% der offen operierten Patienten mit einem ebensolchen Verlauf gegenüber. Komplikationen der Klasse 3 und 4 traten bei 11% der endoskopisch gegenüber 40% der offen operierten Patienten auf. 8,3% der endoskopisch gegenüber 13% der offen operierten Patienten mussten reoperiert werden.

Kostenkalkulation einschließlich schwerer Komplikationen

Die Kosten der Behandlung einschließlich «schwerer» Komplikationen (Klasse 2–4 b) unter Einschluss eines so genannten Komplikationszuschlags finden sich in Tabelle 3. So sind die Kosten sowohl mit als auch ohne Einrechnung eines Komplikationszuschlags für die endoskopischen Operationen geringer als für die offen durchgeführten Kolonresektionen.

Nutzendarstellung: Lebensqualität des Patienten

Die Ergebnisse der Lebensqualitätsmessung mit dem SF-36-Instrument zeigt Abbildung 1. Auffallend deutlich ist die ausbleibende

Tab. 1. Demographische Daten der Patienten

	Endoskopische Operation (n = 36)	Offene Operation (n = 30)
Alter (Bereich), Jahre	57 (27–87)	67 (31–85)
Geschlecht m : w, %	58 : 42	45 : 55
Diagnosen		
Karzinom	23 (64%)	27 (33%)
Adenom	1 (3%)	–
Rektumprolaps	1 (3%)	–
Divertikulitis	11 (30%)	13 (33%)

Tab. 2. Klinischer Verlauf der Behandlung der Patientenbei kolorektalen Eingriffen: Komplikationen und Mortalität

Komplikationen	Endoskopische Operation (n = 36)	Offene Operation (n = 30)
Klasse 1		
Keine unerwarteten Ereignisse	31 (86%)	18 (60%)
Klasse 2		
Technische Probleme, keine Nachteile		Harnleiterverletzung, Naht (n = 1)
Klasse 3		
Nachteile für Patienten	Fieber unklarer Ursache (n = 1)	Wundheilungsstörung (n = 11)
Klasse 4		
Technische Probleme, Nachteile für Patienten		
a) Behandlung < 30 Tage	Reoperation bei Insuffizienz (n = 3; 2× als Spiegelung)	Reoperation bei Paralyse (n = 2) bei Blasenkatheterblutung (n = 1) bei Peritonitis (n = 1)
b) Behandlung > 30 Tage	Insuffizienz mit Stomaanlage (n = 2; Aufenthalt 56/63 Tage)	Insuffizienz mit Stomaanlage (n = 2; Aufenthalt 110/56 Tage)
Klasse 5		
Versterben der Patienten	kardiopulmonale Dekompensation am 6. postoperativen Tag (n = 1)	Tumorleiden mit Metastasen (n = 2)
Komplikationen		
Ohne	31/36 (86%)	18/30 (60%)
Mit	4/36 (11%)	12/30 (40%)
Mortalität	1/36 (2,7%)	2/30 (6%)

Tab. 3. Kosten der Dickdarmresektion (DM) ohne Komplikationszuschlag[1]

	Endoskopische Operation (n = 36)	Offene Operation (n = 30)
Operation	5091,–	3986,–
Personal	1804,–	2126,–
Material	3287,–	1860,–
Intensivstation	144,–	863,–
Personal	115,–	693,–
Material	29,–	170,–
Normalstation	1987,–	2932,–
Personal	1844,–	2725,–
Material	143,–	207,–
Diagnostik und Therapie	643,–	793,–
Personal	450,–	555,–
Material	193,–	238,–
Basiskosten: Hotel und Verwaltung	1563,–	2322,–
Gesamt	9428,–	10 896,–

[1] Der Komplikationszuschlag beträgt 1250,– DM für endoskopische und 1500,– DM für offene Eingriffe.

Besserung oder sogar die deutliche Verschlechterung der Befindlichkeit 6 Wochen sowohl nach offener als auch nach endoskopischer Operation. Allerdings zeigt sich nach endoskopischer Operation in dem Zeitraum nach 6 Wochen ein deutlicher Erholungseffekt.

Die Ergebnisse der Messungen mit dem GLQI sind in Abbildung 2 dargestellt. Die globale Lebensqualität der Patienten zeigt, dass die endoskopische Operation zu einer deutlichen Verbesserung der Lebensqualität insbesondere in den ersten 3 Monaten im Vergleich zur offenen Operationstechnik führt. Nach 1 Jahr ist kein Unterschied mehr zu evaluieren. In Tabelle 4 sind die Rohdaten für die Lebensqualitätsdimensionen Symptomatik, Emotionslage, physische Funktionen und soziale Funktionen dargestellt. In allen Dimensionen lässt sich in den ersten 3 Monaten ein deutlich besseres Abschneiden der endoskopischen Operationstechnik nachweisen. Nach 1 Jahr ist ein Unterschied zwischen den beiden Techniken allerdings nicht mehr festzustellen.

Die gemeinsame Darstellung der Ergebnisse dieser zwei praktikablen, gültigen Lebensqualitätsmerkmale zeigt die gleiche Tendenz bei allen Merkmalen. So weisen beide Lebensqualitätsmerkmale

Tab. 4. Rohdaten der Dimension GLQI 6 Wochen, 3 Monate und 1 Jahr nach offener und endoskopischer Kolonresektion

Dimensionen	Endoskopische Operation			Offene Operation		
	6 Wochen	3 Monate	1 Jahr	6 Wochen	3 Monate	1 Jahr
Symptomatik	+0,5	+0,4	+0,6	+0,1	+0,2	+0,6
Emotionslage	+1,0	+1,2	+1,4	+0,6	+0,8	+1,4
Physische Funktion	+0,2	+0,3	+0,4	–0,3	–0,2	+0,4
Soziale Funktion	–0,2	+0,3	+0,6	–0,5	0	+0,5

+ = Verbesserung; – = Verschlechterung.

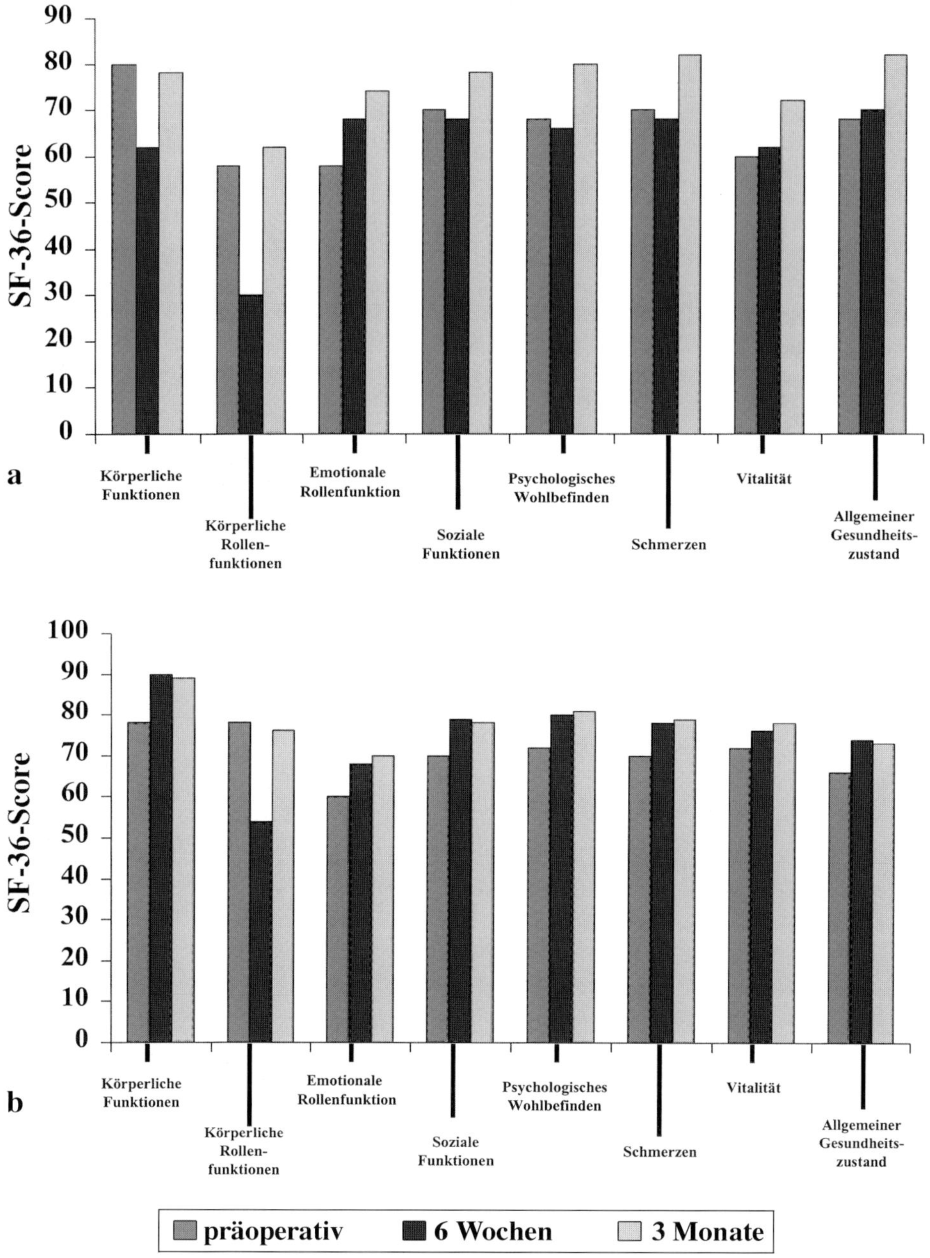

Abb. 1. Gesundheitszustand der Patienten, gemessen mit dem SF-36-Fragebogen (n = 30). **a** Nach offener Dickdarmresektion, **b** nach endoskopischer Dickdarmresektion.

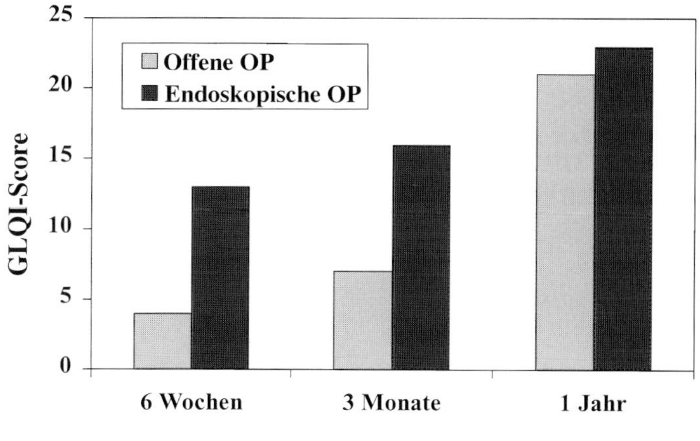

Abb. 2. Verbesserung der Lebensqualität, gemessen mit dem GLQI bei Patienten mit offener und endoskopischer Dickdarmresektion.

in die gleiche Richtung und belegen damit eine frühe und schnellere Verbesserung der Lebensqualität nach endoskopischen Operationen im Gegensatz zur offenen Operation.

Diskussion

Ziel der vorliegenden Untersuchung war, die Kosten der endoskopischen und offenen Dickdarmchirurgie bei gut- und bösartigen Erkrankungen einschließlich der Folgekosten, die durch Bauchwandschäden wie Hernien entstehen, prospektiv zu erfassen und in Beziehung zu setzen zum Nutzen der Behandlung, also der Lebensqualität der Patienten. Die Studie zeigt, dass die endoskopische Dickdarmchirurgie auch unter Einschluss schwerer Komplikationen um 13% kostengünstiger abschneidet als die offene Ope-

ration. Dieser Kostenvorteil wird jedoch nicht benötigt, um das gleiche Endergebnis zu erzielen.
Darüber hinaus sind die Komplikationen der offenen Dickdarmchirurgie zahlreicher und damit teurer, und auch die Folgekosten bei Bauchwandschäden wie Narbenbrüchen, die später einer operativen Behandlung bedürfen, sind höher. Diese beiden zusätzlichen Faktoren lassen das Pendel weiter zu Gunsten der endoskopischen Dickdarmchirurgie als kostengünstigere Alternative ausschlagen.
Die Kritik an der vorliegenden Studie trifft die Art und Weise der Zuteilung von Patienten. Aus Gründen der Praktikabilität musste von dem Ideal einer Randomisierung der Patienten auf beide Behandlungsgruppen Abstand genommen werden. Die demographischen und klinischen Variablen zeigen jedoch, dass zwischen beiden Behandlungsgruppen keine klinisch bedeutsamen Unterschiede bestehen. Dennoch muss eingeschränkt werden, dass die genannten und günstigen Ergebnisse nur für diejenige Patientengruppe gelten, die prinzipiell beiden Operationsverfahren zugeführt werden könnten.
Ein weiterer Ansatzpunkt der Kritik ist die mit 66 Patienten noch geringe Patientenzahl in der Studie. Die prospektiv erhobenen Kostendaten zeigten jedoch bereits nach 20 Patienten pro Gruppe eine außerordentliche Robustheit und Konstanz. Parallel dazu wiesen die erhobenen Lebensqualitätsdaten ebenso eine auffallende Parallelität der positiven Ergebnisse zu Gunsten der endoskopischen Chirurgie auf. Aus diesen Gründen halten wir die Patientenzahl in der Studie für vertretbar, wenn auch eine höhere Patientenzahl wünschenswert erschiene.
Vorteil der Studie ist die Kooperation unterschiedlicher Partner unter Koordination des Instituts für Gesundheitsökonomie. Die enge Zusammenarbeit zwischen klinisch interessierten Ökonomen verschiedener Institutionen und ökonomisch interessierten Kliniken führte zur Erstellung eines sowohl klinisch-medizinisch als auch ökonomisch brauchbaren Rasters zur Einteilung von Komplikationen. Eine Auswertung der Daten mit gegenseitigem Verständnis für ihren Inhalt begünstigte eine schnelle Verfügbarkeit der Ergebnisse.

Dank

Wir danken dem Verband der Angestellten-Krankenkassen sowie der Firma Auto Suture für die finanzielle Unterstützung der vorliegenden Studie.

Literatur

1 Torrance GW: Methods for the Economic Evaluation of Health Care Programmes. Oxford, Oxford Medical Publications, 1990.
2 Köhler L, Holthausen U, Troidt H: Laparoskopische colorektale Chirurgie – Versuch der Bewertung einer neuen Technologie. Chirurg 1997;68:794–800.
3 Eypasch E, Wood-Dauphineé S, Williams JI, Ure B, Neugebauer E, Troide H: Der gastrointestinale Lebensqualitätsindex (GLQI) – ein klinimetrischer Index zur Befindlichkeitsmessung in der Chirurgie. Chirurg 1993;64:264–274.
4 Bullinger M, Kirchberger I, Ware JE: Der deutsche SF-36 Health Survey. Z Gesundheitswiss 1995;3:21–36.
5 Tarlov AR: The medical outcomes study: An application of methods for monitoring the results of medical care. JAMA 1983;262:925–932.
6 Troidl H: Einrichtung einer systematischen Kontrolluntersuchungsklinik. Langenbecks Arch Chir 1978;347:467–480.

Chirurgische Gastroenterologie Interdisziplinär

Chir Gastroenterol 2001;17(suppl 2):39–46

Trokarkanalmetastasen: Was ist gesichert?

C. A. Jacobi

Klinik für Allgemein-, Visceral-, Gefäß- und Thoraxchirurgie, Universitätsklinikum der Humboldt-Universität zu Berlin, Campus Charité Mitte, Berlin

Schlüsselwörter
Trokarkanalmetastasen · Tumorzellwachstum · Laparoskopische Operationen

Zusammenfassung

Ergebnisse von experimentellen und klinischen Studien haben gezeigt, dass die instrumentelle Manipulation am Tumor und die damit verbundene Tumorzellverschleppung als Hauptursache von Trokarkanalmetastasen zu werten ist. Allerdings wurden Trokarkanalmetastasen auch bei Frühkarzinomen nach laparoskopischer Resektion beschrieben. Hierbei stellt sich die Frage, welche anderen Faktoren, die möglicherweise in direktem Zusammenhang mit der Laparoskopie und der Etablierung eines Pneumoperitoneums stehen, einen Einfluss auf das intra- und extraperitoneale Tumorwachstum haben. In unterschiedlichen und unabhängigen experimentellen Studien wurde ein stimulierender Effekt von Kohlendioxid und einem erhöhten intraperitonealen Druck auf das Wachstum von unterschiedlichen Tumorzellen nachgewiesen. Die durch das Gas verursachte intra- und extrazelluläre Azidose wird ebenfalls als Ursache für eine Veränderung des Tumorwachstums und der lokalen Immunabwehr diskutiert. Eine durch die Trokarhülse bedingte lokale Ischämie in den Trokarkanälen begünstigte die Inzidenz und das Wachstum von Tumoren im Tiermodell. Auch strukturelle Veränderungen des Peritoneums in der Pathogenese von Metastasen werden diskutiert. Neben einer onkologisch adäquaten chirurgischen Technik sind generell akzeptierte Verfahren zur Verhinderung der Tumorimplantation in der laparoskopischen Chirurgie nicht bekannt. Es wurde jedoch berichtet, dass Helium als ein alternatives Insufflationsgas einen supprimierenden Effekt auf das Wachstum von Tumorzellen in vitro und in vivo hat. Eine intraperitoneale Instillation von verschiedenen antiadhärenten oder zytotoxischen Substanzen während der Laparoskopie zeigte experimentell erste positive Ergebnisse mit einer signifikanten Reduktion des intraperitonealen Tumorwachstums und der Inzidenz von Trokarkanalmetastasen. Die klinische Überprüfung dieser neuen Therapiekonzepte steht noch aus.

Key Words
Port site metastases · Tumor cell growth · Laparoscopic surgery

Summary

Port Site Metastases: What Is Certain?
Although instrumental manipulation and mechanical tumor cell spillage seem to play the major role in the development of port site metastases, this rare complication has also been reported after resection of colon cancer in early tumor stages. Therefore, other factors that are related to the pneumoperitoneum itself might also influence intra- and extraperitoneal tumor growth. Thus, the insufflation gas (carbon dioxide) as well as the elevated intraperitoneal pressure have been reported to influence tumor cell growth in different experimental investigations. Furthermore, intra- and extracellular acidosis as well as local ischemia at the port sites have been discussed to cause changes of tumor growth and local immune defense. Changes in the structure of the peritoneum itself might also be due to an increase of tumor cell adherence. Besides precise oncological surgical techniques, a generally accepted approach to prevent tumor implantation in laparoscopic surgery does not exist, although helium has been reported to suppress the growth of malignant cells in vitro and in vivo. Nevertheless, intraperitoneal instillation of different antiadherent or cytotoxic agents led to a significant decrease of intraperitoneal tumor growth as well as port site metastases. The evaluation in patients of these new therapeutic approaches is still to be expected.

KARGER

Fax +49 761 452 07 14
E-mail Information@Karger.de
www.karger.com

Accessible online at:
www.karger.com/journals/cga

PD Dr. C. A Jacobi
Klinik für Allgemein-, Visceral-, Gefäß- und Thoraxchirurgie
Universitätsklinikum der Humboldt-Universität zu Berlin, Campus Charité Mitte
Schumannstraße 20/21, D-10117 Berlin (Deutschland)
Tel. +49 3 04 50 52 21 64, Fax -XXX
E-mail: christoph.jacobi@charite.de

Einleitung

Berichte über die postoperative Entwicklung von Trokarkanalmetastasen haben zu einer kontroversen Diskussion über die Anwendung laparoskopischer Verfahren in der Tumorchirurgie geführt. Trotzdem zeigen die bisherigen Ergebnisse retro- und prospektiver Analysen bei der chirurgischen Behandlung des kolorektalen Karzinoms, dass die laparoskopische Resektion hinsichtlich einer perioperativen Metastasierung mit der konventionellen Resektion durchaus vergleichbar ist [1–4]. Obwohl die instrumentelle Manipulation hauptsächlich die Verschleppung der Tumorzellen bedingt, ist das Problem der Trokarkanalmetastasen und besonders deren Pathogenese immer noch nicht vollständig geklärt. Die Ungewissheit bei der Einführung dieser neuen Technik in die Tumorchirurgie bedingte eine Welle von experimentellen Untersuchungen, die die Wirkung verschiedener Faktoren, die in direktem Zusammenhang mit der Laparoskopie stehen, evaluiert haben. Hierbei konnten die Einflüsse der operativen Intervention, Vergleiche zwischen offenen und laparoskopischen Operationen sowie die Effekte verschiedener Gase auf das Tumorwachstum und die Immunabwehr analysiert werden. Die Ergebnisse dieser Studien sind aber nicht nur für die laparoskopische Resektion, sondern generell für ein onkologisches Gesamtkonzept in der Therapie von Malignomen von Bedeutung. Unabhängig von den experimentellen Ergebnissen müssen aber die Resultate klinischer Studien überprüft werden und somit die Relevanz der experimentellen Studien für die klinische laparoskopische und konventionelle Chirurgie hinterfragt werden.

Experimentelle Modelle und ihr Einfluss auf die Tumormetastasierung

Um den direkten Effekt eines Pneumoperitoneums auf die Metastasierung und das Wachstumsverhalten von malignen Tumoren untersuchen zu können, wurden verschiedene Tumorzellsuspensionsmodelle in der Ratte, der Maus und im Hamster etabliert [5–16]. Hierbei wurden lebende Tumorzellen in die Bauchhöhle gespritzt und anschließend wurde die intraoperative Tumorzellverschleppung bei einer Laparoskopie mit unterschiedlichen Gasen und bei einer offenen konventionelle Operation analysiert und verglichen. Obwohl direkte Einflüsse des Gases, einer Azidose, des Drucks oder einer Laparotomie auf das Tumorwachstum und die lokale immunologische Abwehrfunktion hierbei evaluiert werden können, spiegelt die direkte Injektion vitaler Tumorzellen in die Bauchhöhle nicht unbedingt die klinische Realität wider. Zunächst ist die Anzahl von freien Tumorzellen nach instrumenteller Manipulation bei der Resektion von Malignomen bei Patienten weiterhin unklar und die applizierte Tumorzellzahl im Tiermodell scheint das Tumorgewicht und die Entwicklung von Trokarkanalmetastasen wesentlich zu beeinflussen. Daraus können kontroverse Ergebnisse in den Experimenten resultieren [15].
Andere experimentelle Ansätze führten zur Entwicklung von soliden subkutanen und retroperitonealen Tumormodellen sowie der Induktion von Tumoren der Milz, der Leber und der Niere in Kleinnagern [10, 16–22]. Damit kann hauptsächlich die instrumentelle Manipulation am Tumor sowohl in der offenen als auch in der laparoskopischen Chirurgie untersucht und verglichen werden. Allerdings kann die Resektion des tumortragenden Organs zu Veränderungen der immunologischen (Milz) oder renalen (Niere) Funktion führen. Ein direkter Vergleich mit der klinischen Realität ist deshalb bei diesen Modellen nur beschränkt möglich. Trotzdem hat die Entwicklung mikrochirurgischer laparoskopischer Techniken im Kleinnagermodell eine Durchführung vieler chirurgischer Verfahren zur experimentellen Untersuchung unterschiedlichster Fragestellungen möglich gemacht. Ein solides Tumormodell für das Kolonkarzinom, welches die klinische laparoskopische Tumorresektion am Dickdarm simulieren könnte, wurde von Balague et al. [22 a] entwickelt und befindet sich derzeit in Erprobung. Da aber alle zur Zeit etablierten Tumormodelle in Kleinnagern entwickelt wurden, müssen bei der Beurteilung der experimentellen Ergebnisse auch die Unterschiede in den immunologischen Funktionen und perioperativen Veränderungen im Vergleich zum Menschen berücksichtigt werden.

Einfluss des Chirurgen auf die intraoperative Tumorzellverschleppung

Die Entwicklung von Trokarkanalmetastasen wird zunehmend als ein rein chirurgisches Problem in der Laparoskopie von Malignomen diskutiert, obwohl zahlreiche andere Faktoren erkannt wurden, die einen Einfluss auf das Tumorwachstum während eines Pneumoperitoneums haben [5, 6, 23–29]. Unbestritten scheinen aber die chirurgische Technik und das Operationstrauma sowohl in der konventionellen als auch in der laparoskopischen Chirurgie die wesentliche Rolle in der Tumormetastasierung zu spielen [19, 27, 30, 31]. Die große Streubreite der Inzidenz von Trokarkanalmetastasen (0–25%) in der laparoskopischen Chirurgie kolorektaler Karzinome könnte durch die unterschiedliche Erfahrung der Operationsteams und deren intraoperative Manipulation am Tumor erklärt werden. Die in der Literatur beschriebene Inzidenz von Trokarkanalmetastasen zeigt von 1994 bis 1999 einen deutlichen Abfall, was durch einen Lerneffekt der laparoskopisch tätigen Chirurgen ursächlich bedingt sein könnte [1–4, 32–35]. Auch experimentell konnte gezeigt werden, dass es bei «traumatisierender Resektion» von Milztumoren im Vergleich zu einer «no touch resection» zu einer signifikant höheren Inzidenz von Trokarkanalmetastasen kommt [19]. Betrachtet man die laparoskopischen und offenen resezierenden Verfahren beim Kolonkarzinom im klinischen Vergleich, so ist bei strikter Anwendung onkologisch-chirurgischer Prinzipen kein Unterschied in der intraperitonealen Tumorzellverschleppung zu erwarten [36].
Allerdings wurden Trokarkanalmetastasen nicht nur nach Resektion eines fortgeschrittenen Tumors, sondern auch bei Patienten mit einem frühen Tumorstadium beim Kolon- oder Gallenblasenkarzinom beobachtet [28, 37, 38]. Somit scheint diese Komplikation nicht allein auf den Chirurgen selbst zurückzuführen zu sein, son-

dern könnte durch andere Faktoren wie die Etablierung eines Pneumoperitoneums mit Gasinsufflation bedingt sein.

Gasinsufflation und Aerosolisation von Tumorzellen

Aufgrund der Insufflation und Desufflation von Gas während der Laparoskopie wurde angenommen, dass freie Tumorzellen aerosolisiert und in die Trokarinzisionen verschleppt werden. Obwohl es logisch erscheint, dass dieser so genannte Chimney-Effekt für die Zellimplantation in Trokarinzisionen verantwortlich ist, konnte die Aerosolisation von Tumorzellen experimentell nicht eindeutig belegt werden. In vorliegenden Studien, welche eine fragliche Aerosolisation von Tumorzellen nachweisen konnten, wurden zudem ausschließlich Zellsuspensionsmodelle verwendet. So wurde nicht die Aerosolisation von Tumorzellen, sondern die Kontamination mit tumorzellhaltiger Peritonealflüssigkeit untersucht [8, 39, 40]. Die hohe Insufflationsrate von Kohlendioxid könnte ebenfalls für die beschriebene Aerosolisation der Tumorzellen verantwortlich sein.
Andere experimentelle Untersuchungen zeigten, dass nicht die Aerosolisation, sondern die instrumentelle Kontamination für die Tumorzellverschleppung innerhalb der Abdominalhöhle verantwortlich ist [41, 42]. Whelan et al. [43] konnten in verschiedenen Experimenten belegen, dass Tumorzellaerosole in einer Kohlendioxidatmosphäre mit erhöhtem Druck nicht auftreten können. Diese Ergebnisse werden von Allardyce et al. [9] bestätigt, die in einem Schweinemodell keine Beteiligung der Kohlendioxidinsufflation in der Aerosolbildung von Tumorzellen nachweisen konnten. Klinische Daten über die Tumorzellverschleppung durch Zellaerosolisation existieren kaum. Champault et al. [44] fanden nach Koagulation während der laparoskopischen Operation zwar einige Zellen im Rauch, jedoch wurden keine Tumorzellen nachgewiesen. Eine Untersuchung bei diagnostischen Laparoskopien und nachgewiesenem Pankreaskarzinom ergab, dass die Kontamination der Instrumente und der Tumorzellnachweis in Peritoneallavagen entscheidend für eine Tumorzellstreuung waren [45]. Berichte über die geringe Inzidenz von Trokarkanalmetastasen in klinischen Studien mit einer großen Anzahl von Patienten, die sich einer laparoskopischen Resektion eines Kolonkarzinoms unterzogen, bestätigen die geringe Bedeutung der Aerosolisation von Tumorzellen in der Entwicklung von Trokarkanalmetastasen.

Einfluss von verschiedenen Gasen und erhöhten intraperitonealen Drücken

Für die Etablierung eines Pneumoperitoneums ist die Insufflation von Gas notwendig, wobei hauptsächlich Kohlendioxid in der Klinik eingesetzt wird. Bei der Suche nach einem kausalen Zusammenhang zwischen der Laparoskopie und der Entwicklung von Trokarkanalmetastasen ergab sich zwangsläufig die Frage, ob nicht das insufflierte Gas einen direkten oder indirekten Einfluss auf das Wachstum intraabdominaler Tumoren hat. Die Ergebnisse dieser experimentellen Studien sind allerdings kontrovers und keinesfalls eindeutig. Jacobi et al. [5] berichteten über eine Stimulation des Wachstums von Kolonkarzinomzellen in vitro, ex vivo und in vivo. Diese Ergebnisse wurden in mehreren unabhängigen Studien, die ein erhöhtes Tumorwachstum nach einem Pneumoperitoneum mit Kohlendioxid im Vergleich zu einer gaslosen Laparoskopie oder einer Kontrollgruppe zeigen konnten, in vivo bestätigt [6, 10, 11, 17, 24, 46]. Hingegen fanden Neuhaus et al. [47] keinen stimulierenden Effekt von Kohlendioxid auf das Tumorwachstum. Möglicherweise sind diese unterschiedlichen Ergebnisse auf die verschiedenen Zelllinien, die unterschiedliche Zellbiologie und die Anzahl intraabdominal applizierter Tumorzellen zurückzuführen. Einheitlich hingegen zeigte sich für Helium ein supprimierender Effekt auf das Wachstum von Tumorzellen in vitro und in vivo [5, 47]. Die hohe Löslichkeit von Helium und die Angst vor einer intravasalen Embolie bei Gefäßverletzungen während laparoskopischer Eingriffe haben aber bislang einen breiten klinischen Einsatz dieses Gases verhindert. In eigenen tierexperimentellen Untersuchungen im Schweinemodell konnten keine signifikanten Veränderungen in der kardiopulmonalen Funktion nach einer Verletzung der Vena cava während eines Pneumoperitoneums sowohl bei Helium als auch bei Kohlendioxid nachgewiesen werden [48]. Eine Embolie wurde ebenfalls bei keinem der 20 Tiere beobachtet. Es scheint, dass die Gefahr der Emboliebildung bei Verletzungen von venösen Gefäßen während der Laparoskopie relativ gering ist. Aufgrund des möglichen stimulierenden Einflusses von Kohlendioxid auf das Tumorwachstum und die Ausbildung einer Azidose sollte die Verwendung von Helium als Insufflationsgas in klinischen Studien überprüft werden.
Unabhängig von den verwendeten Gasen verursacht das Pneumoperitoneum einen erhöhten intraabdominalen Druck, der wiederum einen Effekt auf das Tumorgeschehen haben könnte. Im Rattenmodell wurde gezeigt, dass ein erhöhter intraabdominaler Druck mit der Zunahme des intraperitonealen und subkutanen Tumorwachstums in der Ratte korrelierte [25]. Allerdings führte ein erhöhter Druck während der Inkubation von Kolonkarzinomzellen in vitro zu einer Supprimierung des Tumorzellwachstums. Dieser Unterschied könnte eventuell durch eine perioperative Immunsuppression bei erhöhtem intraabdominalem Druck in vivo erklärt werden.
Neben dem Pneumoperitoneum wurde der Einfluss der gaslosen Laparoskopie auf das Tumorwachstum an verschiedenen Tumormodellen überprüft [10, 13, 14, 17, 24]. In allen bislang vorliegenden experimentellen Studien war das Tumorwachstum bei gasloser Laparoskopie signifikant niedriger als bei der Laparoskopie mit Kohlendioxid. Allerdings ist das verwendete Kleinnagermodell kaum auf den Menschen übertragbar. Die Bauchwand von Kleinnagern kann ohne großen Kraftaufwand und lokale Traumatisierung angehoben werden, wofür beim Menschen «Liftingsysteme» mit großen Kraftübertragungen notwendig sind und mögliche lokale Druckstellen an der Abdominalwand entstehen können. Auch sind die technischen Möglichkeiten bei dieser Methode noch begrenzt, und Verbesserungen der Liftingsysteme müssen zunächst abgeschlossen werden, um diese Technik als alternative Operationsmethode bei Tumorpatienten zu evaluieren.

Lokale Wundbedingungen an den Trokarinzisionen

Seit langem ist aus der konventionellen Chirurgie bekannt, dass lokale Heilungsprozesse Adhärenz und Wachstum von Tumorzellen beeinflussen und fördern [49]. So führte die intrakardiale, intraperitoneale oder die intravaskuläre Injektion von Tumorzellen an einer Darmanastomose oder in Wundbereiche in einem Rattenmodell zu einer tausendfach höheren Tumorabsiedlung als in anderen Geweben [49]. Als Ursache dieses Phänomens werden die Freisetzung von wachstumsfördernden Faktoren und eine Veränderung der Expression von Adhäsionsmolekülen diskutiert. Obwohl auch bei den Trokaren eine lokale Ischämie bzw. Nekrose mit einer Erhöhung von wachstumsfördernden Faktoren möglich erscheint, sind die lokalen Wundverhältnisse an den Trokarinzisionen bislang nur unzureichend untersucht worden. Tseng et al. [8] beobachteten, dass eine lokale Ischämie an der Trokarinzision die Bildung von Tumormetastasen im Rattenmodell signifikant erhöhte. Nach intraperitonealer Injektion von Kolonkarzinomzellen entwickelten sich an Trokarinzisionen, die zur Induktion einer lokalen Ischämie mit einer Klemme «gequetscht» wurden, signifikant mehr Tumoren als an Einschnitten, die nicht gequetscht wurden. Jacobi et al. [7] konnten ebenfalls im Rattenmodell zeigen, dass ein zusätzliches Trauma an den Trokarinzisionen zu einer erhöhten Rate von Trokarkanalmetastasen führte. Inzisionen, welche mit dem Elektrokauter durchgeführt wurden, entwickelten signifikant mehr Metastasen als Inzisionen, die mit einem Skalpell erzeugt wurden. Durch das Elektrotrauma und die hierdurch verursachte Gewebenekrose könnten intrazelluläre Zytokine und andere Faktoren, die einen stimulierenden Einfluss auf das Tumorzellwachstum haben, freigesetzt werden. Die Bestimmungen des lokalen Gewebesauerstoffdrucks und der Konzentrationen lokal freigesetzter Zytokine könnte somit möglicherweise einen Aufschluss über lokale Pathomechanismen bei der Entwicklung von Trokarkanalmetastasen ergeben. Ergebnisse hierzu stehen noch aus.

Lokaler Effekt des Pneumoperitoneums auf das Peritoneum und Mesothelzellen

Die Verletzung des Peritoneums führt über eine Freisetzung von intrazellulären Substanzen und eine Unterbrechung der Basalmembran zu einer erhöhten Adhärenz von Mikroorganismen und Zellen [49, 50]. In einem Tumormodell von Goldstein et al. [50] verursachte die Verletzung der Peritonealoberfläche eine erhöhte Anlagerung von Tumorzellen mit anschließender Metastasenbildung. Durch die Wiederherstellung der Peritonealoberfläche konnten die Einnistung von Tumorzellen und die Ausbildung von peritonealen Tumoren verhindert werden. Ähnliche Ergebnisse fanden Farrell et al. [51]. Nach Verschluss der Trokarinzisionen durch eine zweischichtige Naht war die Inzidenz von Trokarkanalmetastasen in einem Kolonkarzinommodell der Ratte signifikant reduziert.
Die Einflüsse chirurgischer Manipulationen und unterschiedlicher Techniken auf die Struktur und die Abwehrfunktion des Peritoneums sind bislang unklar. Elektronenmikroskopische Untersuchungen konnten zeigen, dass bei konventionellen und gaslosen laparoskopischen Operationen die Peritonealstruktur nur geringfügig beeinflusst wird [52], während bei laparoskopischen Operationen deutliche Veränderungen auftraten. Die Insufflation von Kohlendioxid und ein erhöhter intraabdominaler Druck führten zu einer Verformung der Mesothelzellen, einer Abnahme der Mikrovilli und einer Unterbrechung interzellulärer Kontakte. Die Autoren folgerten, dass Kohlendioxid eine direkte Schädigung der Mesothelzellen verursacht, die den Verlust von interzellulären Kontakten zur Folge hat. Neben strukturellen Veränderungen des Peritoneums konnte auch eine funktionelle Beeinträchtigung der Mesothelzellen durch Kohlendioxid nachgewiesen werden [53]. Die Insufflation dieses Gases während des Pneumoperitoneums führte in experimentellen Studien zu einer signifikanten Abnahme der Zytokinproduktion und der mitochondralen Aktivität von humanen peritonealen Mesothelzellen [53]. Die geschilderten strukturellen und funktionellen Veränderungen des Peritoneums könnten möglicherweise eine Tumorzellimplantation während und nach einer Laparoskopie begünstigend beeinflussen und sollten daher in der Diskussion über die laparoskopische Chirurgie bei Malignomen berücksichtigt werden.

Veränderungen des intra- und extrazellulären pH-Wertes und des Kalziumspiegels in Peritonealmakrophagen und Tumorzellen

Eine gesteigerte Zellteilung oder die Stimulation des Wachstums von unterschiedlichsten Zellen ist mit einem Anstieg des intrazellulären Kalziummetabolismus verbunden. Theoretisch könnte bei der Laparoskopie und der Insufflation von Kohlendioxid und der damit verbunden Azidose eine Wachstumsförderung von Tumorzellen durch Veränderungen des intrazellulären pH-Wertes und somit des freien Kalziums in den Tumorzellen und den Peritonealmakrophagen verursacht werden. Hierbei sind direkte Mechanismen wie die Erhöhung des Proliferationsindex von malignen Zellen als auch indirekte Mechanismen wie die Stimulation der Tumorzellen durch erhöhte Zytokinexpression von Mesothelzellen oder Peritonealmakrophagen denkbar.
Wildbrett et al. [54] beobachteten signifikante Veränderung des intrazellulären pH-Wertes und des Kalziumspiegels bei Kolonkarzinomzellen DHD/K12/TRb und Peritonealmakrophagen, die mit verschiedenen Gasen inkubiert wurden. Die Inkubation mit Kohlendioxid war mit einem signifikanten Anstieg des intrazellulären Kalziums in Tumorzellen und Makrophagen verbunden, der in den Tumorzellen signifikant höher als in den Peritonealmakrophagen war. Der intrazelluläre pH-Wert fiel nach Kohlendioxidinkubation von 7,4 auf 6,2 und stieg bei Helium von 7,4 auf 9,0 an. Die intrazelluläre Azidose und die Zunahme des freien Kalziums korrelierten dabei mit einer signifikanten Stimulation des Tumorzellwachstums in vitro. Diese Anregung des Tumorzellwachstums könnte teilweise durch eine Steigerung des Zellmetabolismus sowie eine intrazelluläre Azidose bedingt sein. Die Inkubation mit Helium

führte zu keinen Veränderungen des freien intrazellulären Kalziums.

In vivo konnten ebenfalls signifikante Unterschiede der pH-Werte in der Abdominalhöhle, im Blut und an den subkutanen Inzisionen nach einer Laparoskopie mit Kohlendioxid im Vergleich zu Helium, Xenon, Luft und Stickoxid nachgewiesen werden [55]. Hierbei fiel der pH-Wert im Blut nur leicht ab, während die ausgeprägteste Azidose im subkutanen Fettgewebe und in der Peritonealflüssigkeit zu beobachten war. Zusätzlich konnte eine signifikante Korrelation zwischen dem intraperitonealen Druck während des Pneumoperitoneums und der systemischen bzw. lokalen Azidose bei Kohlendioxid nachgewiesen werden. Diese Ergebnisse konnten von Volz et al. [56] im Schweinemodell bestätigt werden. Das Tumorwachstum wurde in beiden erwähnten Studien nicht untersucht. Ein Zusammenhang von Tumorwachstum und Azidose in vivo ist bislang unbewiesen.

Effekte auf die Funktion und die Zytokinexpression von Peritonealmakrophagen

Veränderungen der Funktion von Peritonealmakrophagen und der damit verbundenen lokalen Immunantwort durch Kohlendioxid werden ebenfalls in der Pathogenese von perioperativen Metastasen diskutiert [9–11, 28, 38, 64–67]. Puttnick et al. [59] untersuchten die Lyse von Karzinomzellen durch Makrophagen nach Gasinkubation mit 100% Helium und 100% Kohlendioxid. Kohlendioxid führte zu einem signifikanten Abfall der Zelllyse, während Helium keinen Einfluss auf die Krebszelllyse hatte. Die Lebensfähigkeit der Zellen wurde hierbei weder durch die Helium- noch durch die Kohlendioxidinkubation beeinträchtigt. Der Einfluss von Luft, also ein Vergleich mit der konventionellen Laparotomie, wurde in diesem Experiment nicht untersucht, und es bleibt daher unklar, ob die Laparotomie nicht zu ähnlichen Veränderungen der Auflösung von malignen Zellen führen könnte.

Ein direkter Vergleich zwischen der Laparoskopie und der konventionellen Chirurgie hinsichtlich der lokalen immunologischen Abwehr gegen Tumorzellen wurde von Sietses and Cuesta [60] durchgeführt. Sie fanden nach einer Laparotomie im Vergleich zur Laparoskopie einen signifikanten Abfall der zytotoxischen Reaktion von Monozyten gegen SW-984-Kolonkarzinomzellen. Ähnliche Ergebnisse wurden von Lee et al. [61] publiziert, die eine signifikante verminderte Apoptoserate von Tumorzellen nach Laparotomie im Vergleich zur Laparoskopie im Rattenmodell demonstrieren konnten. Obwohl die Mechanismen dieser Phänomene bisher unklar sind, scheint die lokale immunologische Abwehr gegen Tumorzellen bei einer Laparoskopie besser erhalten zu bleiben als bei der konventionellen Resektion.

Neben Makrophagen werden auch andere immunkompetente Zellen durch die Insufflation von Kohlendioxid beeinflusst. So war bei Mäusen die Proliferation von Milzlymphozyten signifikant niedriger nach einer Laparotomie als nach einer Laparoskopie mit Kohlendioxid [62]. Dabei wurde die Immunsuppression durch die Länge der Inzisionen und nicht durch andere Faktoren verursacht [63]. Diese Ergebnisse stehen allerdings im Widerspruch zu einer Veröffentlichung von Jacobi et al. [12], bei der in einem Rattenmodell eine signifikante Zunahme des Tumorwachstums nach einer Laparotomie und einer Laparoskopie mit Raumluft im Vergleich zur Insufflation von Kohlendioxid und der Kontrollgruppe gezeigt werden konnte. Auch Watson et al. [26] fanden im Tiermodell einen signifikanten Anstieg der Freisetzung von Superoxiden und TNF-alpha durch Peritonealmakrophagen nach Laparotomie und Laparoskopie mit Luft im Vergleich zur Kontrollgruppe und einer Laparoskopie mit Kohlendioxid. Diese Veränderungen wurden von beiden Autorenkollektiven auf das Eindringen von Luft in die Peritonealhöhle zurückgeführt. Es scheint, dass neben der Inzisionslänge auch Luft einen wichtigen Einflussfaktor in der lokalen Immunreaktion darstellt.

Die direkte Interaktion zwischen Tumorwachstum und systemischen Immunveränderungen während einer Laparoskopie mit verschiedenen Gasen wurde von Jacobi et al. [7] an einem Kolonkarzinommodell (DHD/K12/TRb) in der Ratte überprüft. Hierbei wurden das subkutane und intraperitoneale Tumorwachstum sowie immunologische Veränderungen (Leukozyten, IL-10, TNF-alpha) in einer Gruppe nach Kohlendioxid- und Heliuminsufflation sowie einer Kontrollgruppe analysiert. Das subkutane Tumorwachstum war im Vergleich zur Helium- und der Kontrollgruppe in der Kohlendioxidgruppe signifikant größer, ebenso das intraperitoneale Tumorgewicht. Während sich die Leukozyten zwischen beiden Laparoskopiegruppen und der Kontrolle signifikant unterschieden, waren nur in der Kohlendioxidgruppe die TNF-Plasmaspiegel signifikant vermindert und die IL-10 Plasmakonzentrationen signifikant erhöht. Diese durch Kohlendioxid hervorgerufene Veränderungen der Immunfunktion wurden auch durch Puttick et al. [59] bestätigt, die über eine signifikant verminderte spontane und stimulierte Produktion von TNF-alpha in Peritonealmakrophagen nach Helium- und Kohlendioxidinsufflation berichteten. In einer anderen Studie konnte gezeigt werden, dass es nach Kohlendioxidinsufflation im Vergleich zur Helium- und der Kontrollgruppe zu einem signifikanten Anstieg der Freisetzung des wachstumsstimulierenden IL-1ß in Peritonealmakrophagen kommt [64]. Es scheint, dass die Insufflation von Kohlendioxid und die zusätzliche intrazelluläre Azidose sowohl einen hemmenden als auch einen stimulierenden Effekt auf die Produktion und Freisetzung unterschiedlicher intrazellulärer Zytokine haben kann. Die Relevanz dieser Veränderungen für das Tumorwachstum ist bislang nur unzureichend verstanden und bedarf weiterer experimenteller Forschung.

Klinische Ergebnisse über die Entstehung von Trokarkanalmetastasen nach Resektion von kolorektalen Malignomen

Obwohl die Ergebnisse von experimentellen Untersuchungen auch für die klinische Anwendung der laparoskopischen Chirurgie von Bedeutung sein können, müssen die klinischen Studien und deren Ergebnisse analysiert werden und eine Übertragbarkeit der Experimente auf die klinische Situation beim Patienten mit einem kolorektalen Karzinom überprüft werden. Die in den Anfängen der laparoskopischen Chirurgie beim kolorektalen Karzinom publizierten hohen Raten an Trokarkanalmetastasen konnten durch unlängst veröffentlichten Daten von retro- und prospektiven Studien nicht bestätigt werden [1–4, 27, 34, 35, 65–70]. Vielmehr zeigte sich eine durchschnittlich niedrige Inzidenz dieser Metastasen von 0,7–1,5% in der Mehrzahl der Studien [65–70]. Dies könnte hauptsächlich durch die zunehmende Erfahrung mit der neuen Technik und der hierdurch bedingten geringeren chirurgischen Manipulation am tumortragenden Organ, dem Kolon, erklärt werden. Vergleicht man die Ergebnisse konventioneller Resektionen mit denen laparoskopisch durchgeführter kolorektaler Resektionen, so ergibt sich kein signifikanter Unterschied in der Inzidenz von Bauchwandmetastasen [1–4, 27, 34, 35, 65–70]. Bei der geringen Inzidenz dieser Komplikation ist es unwahrscheinlich, dass sich in Zukunft auch bei einer hohen Patientenanzahl ein signifikanter Unterschied zeigen wird. Grundvoraussetzungen für das geringe Auftreten von postoperativen Metastasen sind allerdings eine adäquate Operationstechnik und das Einhalten onkologischer Strategien bei der Resektion kolorektaler Karzinome. Zusammenfassend scheint die in experimentellen Studien nachgewiesene Beeinflussung des Tumorzellwachstums durch Kohlendioxid und einen erhöhten intraperitonealen Druck bei der adäquat durchgeführten laparoskopischen Resektion beim Menschen eine sehr untergeordnete Rolle zu spielen. Zur Zeit sollte die laparoskopische Tumorchirurgie unabhängig von den experimentellen und vorläufigen klinischen Ergebnissen nicht außerhalb von Studien durchgeführt werden, bevor die Langzeitergebnisse der prospektiv randomisierten klinischen Studien vorliegen.

Therapeutische Strategien zur Verhinderung von intra- und extraperitonealem Tumorwachstum in der Laparoskopie

Der wichtigste Einflussfaktor für eine intraoperative Tumorzellverschleppung und eine Supprimierung des Immunsystems bei der laparoskopischen und konventionellen Resektion maligner Tumoren scheint ohne Zweifel der Chirurg zu sein. Eine differenzierte chirurgische Technik und das Einhalten von chirurgisch-onkologischen Richtlinien können somit auch die Entwicklung von Trokarkanalmetastasen auf ein Minimum reduzieren, wie Berichte aus der Literatur belegen [1–4, 27, 29, 34]. Weiter können die Ergebnisse der laparoskopischen Tumorchirurgie durch eine sinnvolle Selektion der Patienten positiv beeinflusst werden. Neben der chirurgischen Technik und der Selektion existieren erste Berichte über eine adjuvante intraoperative Therapie bei laparoskopischen Tumorresektionen, die eine perioperative Tumorzellverschleppung und -metastasierung zusätzlich verhindern könnten. Obwohl eine Stimulation des Tumorwachstums durch das verwendete Kohlendioxid sekundär erscheint, könnte dies durch den Einsatz von Helium vermieden werden [5, 47].

In der konventionellen Tumorchirurgie wird der Bauchraum zur mechanischen Beseitigung eventueller freier Tumorzellen häufig mit verschiedenen Substanzen gespült. Trotzdem ist eine vollständige Spülung der peritonealen Oberfläche häufig nicht möglich, und vitale Tumorzellen, die in der Peritonealhöhle verbleiben, können postoperativ zur Entwicklung von Metastasen führen. In verschiedenen experimentellen Studien wurden deshalb antiadhärente und zytotoxische Substanzen zur Peritoneallavage bei einer Laparoskopie mit dem Ziel einer Metastasenreduktion eingesetzt. Die intraperitoneale Instillation des antiadhärenten Heparins führte im Tiermodell zu einer signifikanten Reduktion des intraperitonealen Tumorwachstums [50]. Durch die lokale intraperitoneale Applikation des zytotoxischen PVP-Jods in einer Konzentration von 1,0 bzw. 0,25% konnte in mehreren unabhängigen Studien eine Reduktion des intraperitonealen Tumorwachstums und der Entwicklung von Trokarkanalmetastasen nach laparoskopischen Eingriffen erreicht werden [1, 64, 71]. Hierbei führte die Zytotoxizität der Substanz auch zu einer Schädigung der Peritonealmakrophagen, wodurch die lokale Immunabwehr negativ beeinflusst werden könnte [64]. Nach einer intraperitonealen Instillation von PVP-Jod im Rattenmodell wurde zudem eine signifikante Erhöhung intrazellulärer Zytokine, welche das Tumorzellwachstum direkt stimulieren können, im Peritonealsekret nachgewiesen [64]. In diesem Modell verursachte die Lavage mit PVP-Jod zusätzlich Fibrinbeläge auf der Milz und der Leber sowie eine Vermehrung von intraperitonealen Adhäsionen. Somit scheint der therapeutische Einsatz von PVP-Jod nicht die beste Alternative zur Verhinderung von Metastasen in der laparoskopischen Chirurgie darzustellen. Andere Chemotherapeutika wie Cyclophosphamid konnten zwar experimentell das Tumorwachstum an Trokarinzisionen reduzieren, sind aber aufgrund der teilweise gravierenden Nebenwirkungen ebenfalls nicht generell zu empfehlen [16].

In neueren experimentellen Therapieansätzen supprimierte Taurolidin, ein Derivat der Aminosäure Taurin, das Wachstum von Tumorzellen in vitro und im Tiermodell hochsignifikant [7, 64, 72]. Hierbei wird ein hemmender Einfluss auf die Expression verschiedener wachstumsfördernder Zytokine und auch direkt auf die Teilung von Tumorzellen durch Übertragung von Methylolgruppen diskutiert [7, 72–74]. Die kombinierte Anwendung von Taurolidin und Heparin hatte im Tiermodell nach einer Laparoskopie eine synergistische supprimierende Wirkung auf das intra- und extraperitoneale Tumorwachstum. Nebenwirkungen durch die intraperitoneale Instillation dieser Substanzen wurden sowohl im Tiermodell [7, 72] als auch in der klinischen Anwendung nicht beobachtet.

Auch lokale Maßnahmen an den Trokarinzisionen zur Verhinderung von Metastasen wurden experimentell untersucht [1, 75]. Die lokale Behandlung der Inzisionen mit 1%igem Silbersulfadazin oder 10%iger PVP-Jod-Lösung führte im Hamstermodell zu einer signifikanten Reduktion des Tumorwachstums an den Trokarstellen [75]. Allerdings war die Tumorinzidenz mit 75% nach Silbersulfadazin und 78% bei PVP-Jod im Vergleich zu 93% in der Kontrollgruppe immer noch relativ hoch. Auch der Verschluss der Trokarinzisionen durch eine zweischichtige Naht kann die Inzidenz von Metastasen ebenfalls signifikant reduzieren [51]. Möglicherweise führt die Kombination von intraperitonealen und lokalen Maßnahmen zu einer klinisch relevanten Minderung der Entwicklung von perioperativen Metastasen.

Literatur

1 Balli JE, Franklin ME, Almeida JA, Glass JL, Diaz JA, Reymond M: How to prevent port-site metastasis in laparoscopic colorectal surgery. Surg Endosc 1999;13(suppl 1):4.

2 Fleshmann JW, Nelson H, Peters WR, Kim HC, Larach S, Boorse R, Ambroze W, Leggett P, Bleday R, Stryker S, Christenson B, Wexner S, Senagore A, Rettner D, Sutton J, Fine AP: Early results of laparoscopic surgery for colorectal cancer: Retrospective analysis of 372 patients treated by Clinical Outcomes of Surgical Therapy (COST) study group. Dis Colon Rectum 1996;39:53–58.

3 Franklin ME, Rosenthal D, Abrego-Medina D, Glass JL, Norem R, Diaz A: Prospective comparison of open versus laparoscopic colon surgery for carcinoma: Five-year results. Dis Colon Rectum 1996;39:35–46.

4 Milsom JW, Böhm B, Hammerhofer KA, Faszio VW, Steiger E, Elson P: A prospective, randomized trial comparing laparoscopic versus conventional techniques in colorectal cancer surgery: A preliminary report. J Am Coll Surg 1998; 187:4657.

5 Jacobi CA, Sabat R, Böhm B, Zieren HU, Volk HD, Müller JM: Pneumoperitoneum with carbon dioxide stimulates growth of malignant colonic cells. Surgery 1997;121:72–78.

6 Jones DB, Guo LW, Reinhard MK, Soper NJ, Philpott GW, Connet J, Fleshman JW: Impact of pneumoperitoneum on trocar site implantation of colon cancer in hamster model. Dis Colon Rectum 1995;38:1182–1188.

7 Jacobi CA, Ordemann J, Bohm B, Zieren HU, Sabat R, Müller JM: Inhibition of peritoneal tumor cell growth and implantation in laparoscopic surgery in a rat model. Am J Surg 1997;174:359–363.

8 Tseng LN, Berends FJ, Wittich P, Bouvy ND, Marquet RL, Kazemier G, Bonjer HJ: Port-site metastases. Impact of local tissue trauma and gas leakage. Surg Endosc 1998;12:1377–1380.

9 Allardyce R, Morreau P, Bagshaw P: Tumor cell distribution following laparoscopic colectomy in a porcine model. Dis Colon Rectum 1996; 39(suppl): 47–52.

10 Bouvy ND, Marquet RL, Jeekel H, Bonjer HJ: Impact of gas(less) laparoscopy and laparotomy on peritoneal tumor growth and abdominal wall metastases. Ann Surg 1996;224:694–701.

11 Wu JS, Brasfield EB, Guo LW, Ruiz M, Connet JM, Philpott GW, Jones DB, Fleshmann JW: Implantation of colon cancer at trocar sites is increased by low pressure pneumoperitoneum. Surgery 1997;122:1–7.

12 Jacobi CA, Ordemann J, Böhm B, Zieren HU, Liebenthal C, Volk HD, Müller JM: The influence of laparotomy and laparoscopy with different gases on tumor growth in a rat model. Surg Endosc 1997;11:618–621.

13 Mathew G, Watson DI, Rofe AM, Ellis T, Jamieson GG: Adverse impact of pneumoperitoneum on intraperitoneal implantation and growth of tumor cell suspension in an experimental model. Aust N Z J Surg 1997;67:289–292.

14 Le Moine, MC, Navarro F, Burgel JS, Pellegrin A, Khiari, Pourquier D, Fabre JM, Domergue J: Experimental assessment of the risk of tumor recurrence after laparoscopic surgery. Surgery 1998;123:427–431.

15 Wu JS, Jones DB, Guo LW, Brasfield EB, Ruiz M, Connet JM, Fleshmann JW: Effects of pneumoperitoneum on tumor implantation with decreasing tumor inoculum. Dis Colon Rectum 1998;41:141–146.

16 Iwanaka T, Arya G, Ziegler MM: Mechanism and prevention of port-site tumor recurrence after laparoscopy in a murine model. J Pediatr Surg 1998;33: 457–461.

17 Watson DI, Mathew G, Ellis T, Baigrie CF, Rofe AM, Jamieson GG: Gasless laparoscopy may reduce the risk of port site metastases following laparoscopic tumor surgery. Arch Surg 1997;132:166–168.

18 Allendorf JDF, Bessler M, Kayton ML, et al: Increased tumor establishment and growth after laparotomy vs laparoscopy in a murine model. Arch Surg 1995;130:649–653.

19 Mathew G, Watson DI, Rofe AM, Baigrie CF, Ellis T, Jamieson GG: Wound metastases following laparoscopic and open surgery for abdominal cancer in a rat model. Br J Surg 1996;83:1087–1090.

20 Lee SW, Whelan RL, Southall JC, Bessler M: Abdominal wound tumor recurrence after open and laparoscopic-assisted splenectomy in a murine model. Dis Colon Rectum 1998;41:824–831.

21 Lee SW, Southall JC, Allendorf JD, Bessler M, Whelan RL: Traumatic handling of the tumor independent of pneumoperitoneum increases port site implantation rate of colon cancer in a murine model. Surg Endosc 1998;12:828–834.

22 Giuffrida MC, Marquet RL, Kazemier G, Wittich P, Bouvy ND, Bruining HA, Bonjer HJ: Laparoscopic splenectomy and nephrectomy in a rat model. Description of a new technique. Surg Endosc 1997;11:491–494.

22a Balague C, Braumann C, Fuhrer K, Guski H, Jacobi CA: Validation of a new experimental model of colon cancer. Surg Endosc 2001 (in press).

23 Bonjer HJ, Gutt CN, Hubens G, Krahenbuhl L, Kim SH, Bouvy ND, Tseng LN, Paolucci V, Whelan R, Jacobi CA: Port site metastases in laparoscopic surgery. First workshop on experimental laparoscopic surgery, Frankfurt 1997. Surg Endosc 1998;8:1102–1103.

24 Bouvy ND, Giuffrida MC, Tseng LN, Steyerberg EW, Marquet RL, Jeekel H, Bonjer HJ: Effects of carbon dioxide pneumoperitoneum, air pneumoperitoneum, and gasless laparoscopy on body weight and tumor growth. Arch Surg 1998;133:652–656.

25 Jacobi CA, Ordemann J, Wenger F, Gutt C, Sabat R, Zieren HU, Müller JM: The impact of elevated intraabdominal pressure during laparoscopy on tumor growth and trocar metastases in a rat model. Br J Surg 1998;85:1419–1422.

26 Watson DI, Redmond HP, McCarthy J, Burke PE, Bouchier-Hayes: Exposure of the peritoneal cavity to air regulates early inflammatory responses to surgery in a murine model. Br J Surg 1995;82:1060–1065.

27 Reymond MA, Schneider C, Hohenberger W, Köckerling F: The pneumoperitoneum and its role in tumor seeding. Dig Surg 1998;15:105–109.

28 Nduka CC, Monson JRT, Menzies-Gow N, Darzi A: Abdominal wall metastases following laparoscopy. Br J Surg 1994;81:648–652.

29 Neuhaus SJ, Texler M, Hewett PJ, Watson DI: Port site metastases following laparoscopic surgery. Br J Surg 1998;85:735–741.

30 Leather AJM, Kocjan G, Savage F, Hu W, Yiu CY, Boulos PB, Northover MA, Phillips RKS: Detection of free malignant cells in the peritoneal cavity before and after resection of colorectal cancer. Dis Colon Rectum 1994;37:814–819.

31 Johnstone PAS, Rohde DC, Swartz E, Fetter JE, Wexner SD: Port site recurrences after laparoscopic and thoracoscopic procedures in malignancy. J Clin Oncol 1996;14:1950–1956.

32 Pahlman L: The problem of port-site metastases after laparoscopic cancer surgery. Ann Med 1997;29:477–481.

33 Prasad A, Avery C: Abdominal wall metastases following laparoscopy. Br J Surg 1994;81:1693–1700.

34 Lacy AM, Delgado S, Garcia-Valdecasas JC, Castells A, Piqué JM, Grande L, Fuster J, Targarona EM, Pera M, Visa J: Port site metastases and recurrence after laparoscopic colectomy. A randomized trial. Surg Endosc 1998;12:1039–1042.

35 Wexner SD, Latulippe J-F: Laparoscopic colorectal surgery and cancer. Swiss Surg 1997;3:266–273.

36 Kim SH, Milsom JW, Gramlich TL, Toddy SM, Shore GI, Okuda J, Fazio VW: Does laparoscopic vs. conventional surgery increase exfoliated cancer cells in the peritoneal cavity during resection of colorectal cancer? Dis Colon Rectum 1998;41:971–978.

37 Lauroy J, Chaumpault G, Risk N, Boutelier P: Metastatic recurrence at cannula site: Should digestive cancers still be managed by laparoscopy? Br J Surg 1994;81(suppl):31.

38 Fingerhut A: Laparoscopic colectomy. The French experience; in Jaeger R, Wexner SD (eds): Laparoscopic Colorectal Surgery. New York, Churchill Livingstone, 1995.

39 Mathew G, Watson DI, Ellis T, De-Young N, Rofe AM, Jamieson GG: The effect of laparoscopy on the movement of tumor cells and metastasis to surgical wounds. Surg Endosc 1997;11:1163–1166.

40 Knolmayer TJ, Egan JC, Bowyer MW, Asbun HJ: Aerosolization of tumor cells during carbon dioxide insufflation. Surg Endosc 1997;11:204.

41 Hewett PJ, Thomas WM, King G, Eaton M: Intraabdominal cell movement during abdominal carbon dioxide insufflation and laparoscopy. Dis Colon Rectum 1996;39(suppl):7–13.

42 Thomas WM, Eaton MC, Hewett PJ: A proposed model for the movements of cells within the abdominal cavity during CO_2 insufflation and laparoscopy. Aust N Z J Surg 1996;66:105–106.

43 Whelan RL, Sellers GJ, Allendorf BA, Laird BA, Bessler MD, Nowygrod R, Treat MR: Trocar site recurrence is unlikely to result from aerosolization of tumor cells. Dis Colon Rectum 1996;39:7–13.

44 Champault G, Taffinder N, Ziol M, Riskalla H, Catheline JMC: Cells are present in the smoke created during laparoscopic surgery. Br J Surg 1997;84:993–995.

45 Reymond MA, Wittekind CH, Jung A, Hohenberger W, Kirchner TH, Köckerling F: The incidence of port site metastases might be reduced. Surg Endosc 1997;11:902–906.

46 Dorrance HR, Oein K, O'Dwyer PJ: Laparoscopy promotes tumour growth in an animal model. Surg Endosc 1996;10:559.

47 Neuhaus SJ, Watson DI, Ellis T, Rowland R, Rofe AM, Pike GK, Mathey G, Jamieson GG: Wound metastasis after laparoscopy with different insufflation gases. Surgery 1998;123:579–583.

48 Jacobi CA, Junghans T, Peter F, Ordemann J,

Müller JM: Gas embolism during laparoscopy with CO_2 or helium. Surg Endosc 1999; 13(suppl 1):45.
49 Skipper D, Jeffrey MJ, Cooper AJ, Alexander P, Taylor I: Enhanced growth of tumour cells in healing colonic anastomoses and laparotomy wounds. Int J Colorect Dis 1989;4:172–177.
50 Goldstein DS, Lu ML, Hattori T: Inhibition of peritoneal tumor cell implantation: Model for laparoscopic cancer surgery. J Endourol 1993;7:237–241.
51 Farrell TM, Johnson AB, Metreveli RE, Smith CD, Hunter JG: Fascial closure limits metastasis after pneumoperitoneum. Surg Endosc 1999;13(suppl):33.
52 Schaeff B, Paolucci V, Henze A: Electron microscopic study on mesothelial cells after laparoscopic operations. Data presented of the Second Workshop of Experimental Laparoscopic Surgery 1998, Rotterdam, Netherlands.
53 Kopernik G, Avinoach E, Grossmann Y, Levy R, Yulzari R, Rogachev B, Douvdevani A: The effect of a high partial pressure of carbon dioxide environment on metabolism and immune functions of human peritoneal cells – relevance to carbon dioxide pneumoperitoneum. Am J Obstet Gyecol 1998;179:1503–1510.
54 Wildbrett P, Jacobi CA: Influence of carbon dioxide and helium on intracellular calcium and pH levels in tumor cells and peritoneal macrophages. Data presented of the Second Workshop of Experimental Laparoscopic Surgery 1998, Rotterdam, Netherlands.
55 Kuntz C: pH alterations of blood and subcutaneous fat on exposure to different gases (CO_2, helium, air, NO_2, xenon) at different pressures. Data presented of the Second Workshop of Experimental Laparoscopic Surgery 1998, Rotterdam, Netherlands.
56 Volz J, Köster S, Weis M, Schmidt R, Urbascheck R, Melchert F, Albrecht M: Pathophysiologic features of a pneumoperitoneum at laparoscopy: A swine model. Am J Obstet Gynecol 1996;174:132–140.
57 Jacobi CA, Wenger F, Sabat R, Volk T, Ordemann J, Müller JM: The impact of laparoscopy with carbon dioxide versus helium on immunologic function and tumor growth in a rat tumor model. Dig Surg 1998;15:110–116.
58 Kuntz C, Wunsch A, Bay F, Windeler J, Glaser F, Herfarth C: Prospective randomized study of stress and immune response after laparoscopic versus conventional colorectal resection. Surg Endosc 1998;12:963967.
59 Puttick MI, Nduka CC, Yong L, Darzi A: Macrophage function is suppressed by a carbon dioxide pneumoperitoneum. Data presented of the Second Workshop of Experimental Laparoscopic Surgery 1998, Rotterdam, Netherlands.
60 Sietses C, Cuesta MA: Monocyte response to increased amount of surgical trauma, laparoscopic versus conventional clinical procedures. Data presented of the Second Workshop of Experimental Laparoscopic Surgery 1998, Rotterdam, Netherlands.
61 Lee SW, Gleason N, Blanco I, Bessler M, Whelan RL: Tumor cell apoptosis after laparotomy and laparoscopy. Data presented of the Second Workshop of Experimental Laparoscopic Surgery 1998, Rotterdam, Netherlands.
62 Lee SW, Southall JC, Bessler M, Whelan RL: Lymphocyte proliferation following laparotomy and laparoscopy. Data presented of the Second Workshop of Experimental Laparoscopic Surgery 1998, Rotterdam, Netherlands.
63 Lee SW, Southall JC, Bessler M, Whelan RL: Lymphocyte proliferation in mice following laparotomy performed in a sealed CO_2 chamber is equivalent to that in mice following full laparotomy performed in room air. Data presented of the Second Workshop of Experimental Laparoscopic Surgery 1998, Rotterdam, Netherlands.
64 Jacobi CA, Peter FJ, Wenger FA, Ordemann J, Müller JM: New therapeutic strategies to avoid intra- and extraperitoneal metastases during laparoscopy. Results of a tumor model in the rat. Dig Surg (in press).
65 Schiedeck TH, Schwandner O, Baca I, Baehrlehner E, Konradt J, Köckerling F, Kuthe A, Buerk C, Herold A, Bruch HP: Laparoscopic surgery for the cure of colorectal cancer: Results of a German five-center study. Dis Colon Rectum 2000;43:1–8.
66 Leung KL, Lai PB, Ho RL, Meng WC, Yiu RY, Lee JF, Lau WY: Systemic cytokine response after laparoscopic-assisted resection of rectosigmoid carcinoma: A prospective randomized trial. Ann Surg 2000;231:506–511.
67 Lezoche E, Feliciotti F, Paganini AM, Guerrieri M, Campagnacci R, De Sanctis A: Laparoscopic colonic resections versus open surgery: A prospective non-randomized study on 310 unselected cases. Hepatogastroenterology 2000;47:697–708.
68 Hartley JE, Mehigan BJ, MacDonald AW, Lee PW, Monson JR: Patterns of recurrence and survival after laparoscopic and conventional resections for colorectal carcinoma. Ann Surg 2000;232:181–186.
69 Schwenk W, Jacobi C, Mansmann U, Bohm B, Muller JM: Inflammatory response after laparoscopic and conventional colorectal resections – results of a prospective randomized trial. Langenbecks Arch Surg 2000;385:2–9.
70 Curet MJ, Putrakul K, Pitcher DE, Josloff RK, Zucker KA: Laparoscopically assisted colon resection for colon carcinoma: perioperative results and long-term outcome. Surg Endosc 2000;14:1062–1066.
71 Neuhaus SJ, Watson DI, Ellis T, Dodd T, Rofe AM, Jamieson GG: Efficacy of cytotoxic agents for the prevention of laparoscopic port-site metastases. Arch Surg 1998;133:762–766.
72 Jacobi CA, Sabat R, Ordemann J, Wenger F, Volk HD, Muller JM: Peritoneal instillation of taurolidine and heparin for preventing intraperitoneal tumor growth and trocar metastases in laparoscopic operations in the rat model. Langenbecks Arch Chir 1997;382:31–36.
73 Bedrosian I, Sofia RD, Wolff SM, Dinarello CA: Taurolidine, an analogue of the amino acid taurine, suppresses interleukin-1 and tumor necrosis factor synthesis in human peripheral blood mononuclear cells. Cytokine 1991;3:568–575.
74 Blenkharn JJ: Sustained anti-adherence activity of taurolidine (Taurolin) and noxythiolin (Noxyflex S). J Pharm Pharmacol 1988;40:509–511.
75 Wu JS, Pfister SM, Ruiz MB, Connett JM, Fleshman JW: Local treatment of abdominal wound reduces tumor implantation. J Surg Oncol 1998;69:9–14.

Chirurgische Gastroenterologie Interdisziplinär

Chir Gastroenterol 2001;17(suppl 2):47–50

Laparoskopische Therapie der Sigmadivertikulitis: Mobilisierung der linken Kolonflexur?

G. Szinicz S. Beller F. Taxer

Chirurgische Abteilung, Landeskrankenhaus Bregenz, Österreich

Schlüsselwörter
Sigmadivertikulitis · Laparoskopische kolorektale Chirurgie · Minimal invasive Chirurgie · Kolonresektion

Zusammenfassung
Die Frage, ob die Mobilisierung der linken Kolonflexur bei der laparoskopischen Behandlung der Sigmadivertikulitis obligat erforderlich ist, wird derzeit kontrovers diskutiert. Die Notwendigkeit der Mobilisierung ergibt sich unseres Erachtens aus der Länge des Dickdarmresektats und der individuellen anatomischen Situation. Die Länge des Resektats wiederum wird von der Topographie der entzündeten Divertikel und vom Ausmaß der «Hochdruckzone» bestimmt. Nach unserer Erfahrung ist die Mobilisierung der linken Kolonflexur nicht obligat erforderlich, wenn die Resektion der Hochdruckzone in voller Länge erfolgt, die orale Resektionsgrenze im entzündungsfreien Darmbereich liegt und die allgemein gültigen Standards der Darmanastomose, insbesondere die Spannungsfreiheit, gegeben sind.

Key Words
Sigmoid diverticulitis · Laparoscopic colorectal surgery · Minimally invasive surgery · Colon resection

Summary
Laparoscopic Therapy of Sigmoid Diverticulitis: Mobilization of the Left Colonic Flexure?
The question whether it is obligatory to mobilize the splenic flexure during laparoscopic treatment of sigmoid diverticulitis is in discussion. In our opinion, the necessity of mobilization is determined by both the length of the resected specimen and the individual anatomical situation. Length of the specimen again is determined by localization of the inflamed diverticula and by length of the 'high-pressure zone'. We think that mobilization of left colonic flexure is not obligatory if the 'high-pressure zone' is completely resected, the oral resection line is located in inflammation-free tissue, and all standards for entero-anastomosis, especially the lack of tension, are fulfilled.

Einleitung

Dieser Beitrag gibt wesentliche Aussagen unseres Vortrags zur Frage nach der Notwendigkeit der Mobilisierung der linken Kolonflexur bei der laparoskopischen Behandlung der Sigmadivertikulitis wieder, den wir auf der 2. Tagung der Chirurgischen Arbeitsgemeinschaft für Minimal Invasive Chirurgie (CAMIC) hielten [1]. Die Frage ist insofern aktuell, als in einigen, vorwiegend aus deutschen Kliniken stammenden Publikationen die obligate Mobilisierung der linken Kolonflexur im Rahmen der Sigmaresektion wegen komplizierter Divertikulitis gefordert wird [2, 3]. Andererseits wird dazu in den meisten internationalen und Multizenterstudien nicht Stellung bezogen [4].

Das Problem

Bekanntermaßen werden Divertikel fast ausschließlich in der so genannten Hochdruckzone, also im Bereich des Sigmas bis hin zum sigmoideorektalen Übergang symptomatisch [2] (Abb. 1). Um das Erfordernis der Mobilisierung der linken Flexur beurteilen zu können, sind folgende Fragen zu klären:

1. Wo beginnt und wie weit erstreckt sich die Hochdruckzone?
2. Welcher Resektionsabstand muss zu dem entzündlich veränderten Bereich eingehalten werden?
3. Ist im Falle einer Divertikulose längerer Kolonabschnitte die Resektion großer Anteile eines funktionell intakten Kolons indiziert?
4. Ist die Mobilisierung der linken Kolonflexur obligat erforderlich?

KARGER

Fax +49 761 452 07 14
E-mail Information@Karger.de
www.karger.com

Accessible online at:
www.karger.com/journals/cga

Prof. Dr. G. Szinicz
Chirurgische Abteilung
Landeskrankenhaus Bregenz
Carl-Pedenz-Straße 2, A-6900 Bregenz (Österreich)
Tel. +43 5 57 44 01-22 80, Fax -12 81
E-mail: gerhard.szinicz@lkhb.at

Unsere Meinung

Zu Frage 1: Die distale Grenze der Hochdruckzone befindet sich knapp aboral des sigmoideorektalen Übergangs, dort wo das divertikel- und tänienfreie Rektum beginnt. Im Gegensatz dazu ist die orale Grenze weniger leicht zu definieren. Meistens lässt sich die Hochdruckzone an Hand einer Kolonkontrasteinlaufuntersuchung bestimmen. Zwischen dem distalen Colon descendens und dem Sigma ist in der Regel eine Lumendifferenz erkennbar, welche unserer Meinung nach der oralen Grenze der Hochdruckzone entspricht (Abb. 2). Bei einer bestehenden Sigmadivertikulitis zeigt der Kontrastmitteleinlauf am betroffenen Segment oft eine deutliche Einengung mit regional erhöhter Spastizität und enggestellten Divertikelhälsen im Bereich der Entzündung [5] (Abb. 3).

Zu Frage 2: Distal muss zweifellos immer und zwar unabhängig von der Topographie des entzündlichen Geschehens aboral des sigmoideorektalen Überganges reseziert werden. Im Gegensatz dazu ist die proximale Resektionslinie von Lage und Länge des entzündeten Sigmaabschnitts abhängig und muss im entzündungsfreien Bereich erfolgen. Dieser kann bei einer morphologisch klar definierten Entzündung in relativ geringer Entfernung davon liegen, bei langstreckigen Veränderungen mit makroskopisch nicht eindeutig erkennbarer Grenze sollte dagegen mit «einer Handbreite» Abstand im Gesunden reseziert werden [2].

Zu Frage 3: Mit fortschreitendem Alter werden zunehmend häufiger Divertikel auch oral der Hochdruckzone diagnostiziert. Dies würde bei der Verfolgung des Ziels, alle Divertikel zu entfernen, in einer gar nicht so geringen Zahl der Fälle eine Resektion längerer Kolonanteile erfordern (Abb. 4). Dadurch würde das Komplikationsrisiko im Vergleich zu einer auf die Hochdruckzone beschränk-

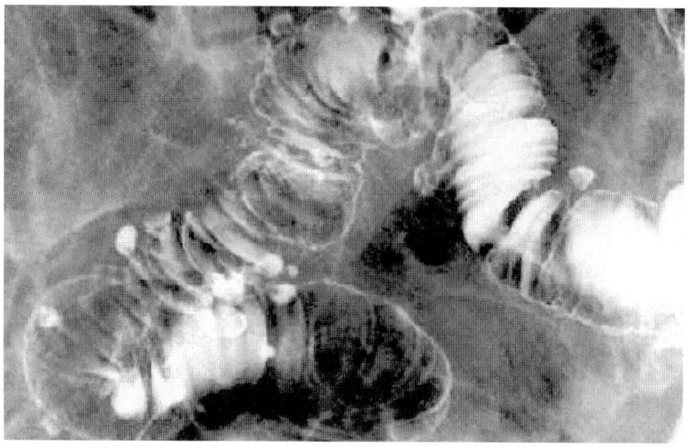

Abb. 1. Gedeckt perforierte Sigmadivertikulitis.

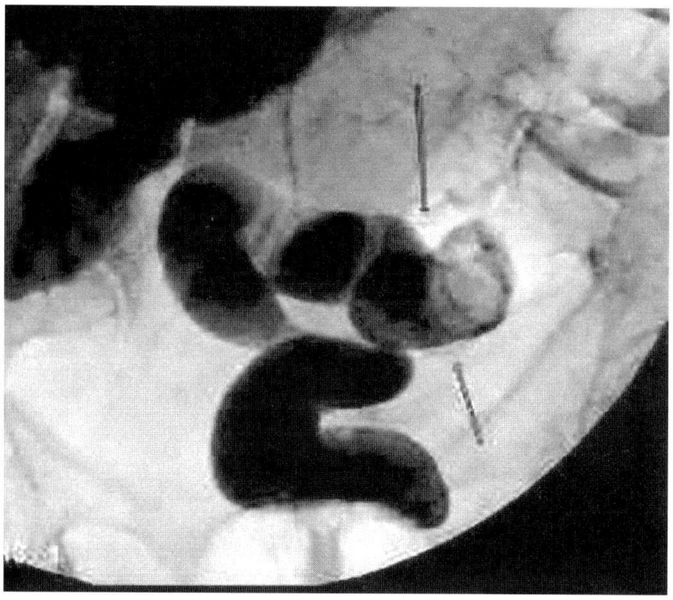

Abb. 2. Proximale Begrenzung der Hochdruckzone: Lumendifferenz zwischen Colon descendens und Colon sigmoideum (Pfeile).

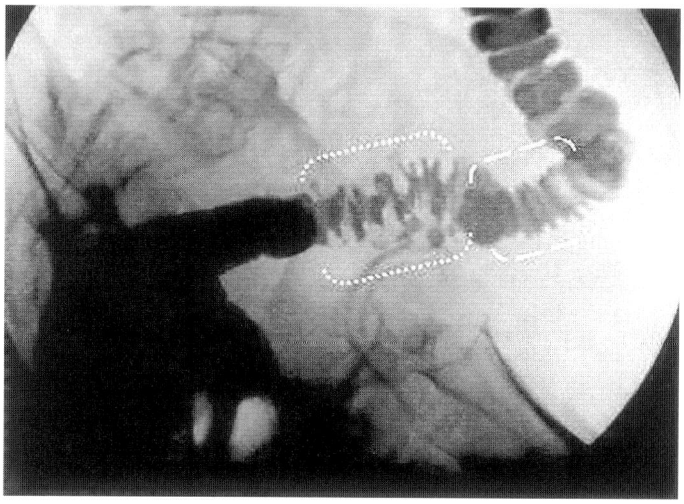

Abb. 3. Stenosierung (·······) und Spastizität (----) im Bereich der Hochdruckzone bei Sigmadivertikulitis.

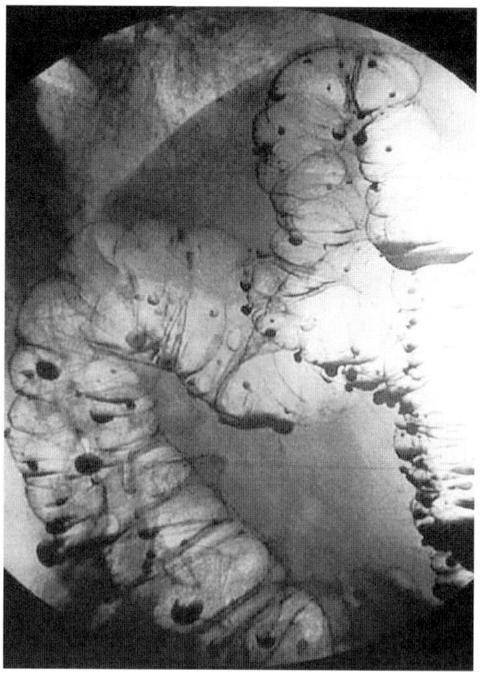

Abb. 4. Ausgedehnte Divertikulose.

ten Resektion ansteigen. Andererseits ist die Wahrscheinlichkeit, an einer Rezidivdivertikulitis außerhalb der (resezierten) Hochdruckzone zu erkranken, minimal. Es ist daher unserer Meinung nach nicht gerechtfertigt, wegen einer lokalisierten Divertikulitis alle Divertikel tragenden Abschnitte des Kolons resezieren zu wollen.

Zu Frage 4: Die Antwort auf diese uns gestellte, zentrale Frage ergibt sich aus den drei oben erläuterten Problemkreisen und durch das Abwägen des Für und Wider die Mobilisierung der linken Kolonflexur:

Für Mobilisierung

- *Längeres Resektat:* Die Mobilisierung der linken Flexur erleichtert die Resektion eines längeren Kolonabschnitts, wodurch die Bestimmung der oralen Hochdruckgrenze von untergeordneter Bedeutung ist. Zudem ist die
- *Spannungsfreiheit der Anastomose* leichter zu erzielen.

Wider Mobilisierung

- *Erweiterung der Operation:* Die Mobilisierung der linken Flexur bedeutet eine Erweiterung des Eingriffs sowohl in zeitlicher als auch durch die meist erforderliche Verwendung zusätzlicher Trokare in operationstechnischer Hinsicht.
- Dadurch steigt auch die *Gefahr einer Komplikation* an.
- Weiter ist eine (intraoperative) *iatrogene Keimausbreitung*, vor allem in den Hinchey-Stadien 3 und 4, in den Oberbauch möglich.

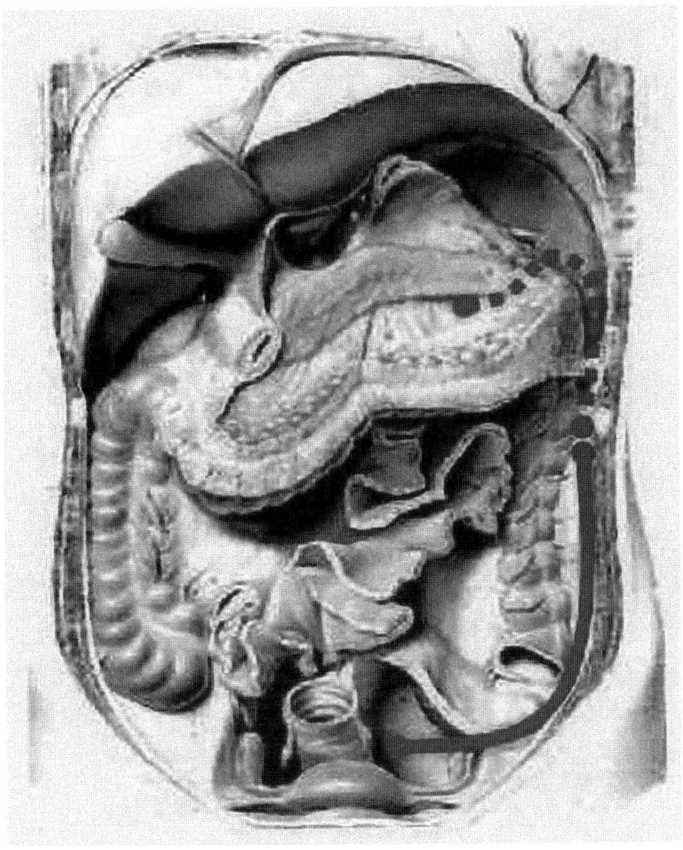

Abb. 5. Anatomische Situation nach Entfernung der Hochdruckzone. Gestrichelte Linie = maximal erforderliche Mobilisierung; durchgezogene Linie = minimal erforderliche Mobilisierung.

Bei einer umschriebenen entzündlichen Veränderung im mittleren oder distalen Sigmadrittel und einem ausreichend langen Colon descendens ist eine spannungsfreie Anastomose durch alleinige Mobilisierung des Colon descendens in vielen Fällen auch nach vollständiger Resektion der Hochdruckzone gegeben. Dies lässt sich am anatomischen Präparat gut nachvollziehen (Abb. 5).

Im Gegensatz dazu wird eine spannungsfreie Anastomosierung unter Einhaltung der aboralen Resektionsgrenze bei Entzündungen im proximalen Sigmadrittel oder im Colon descendens und bei langstreckigen entzündlichen Veränderungen meist nicht ohne Mobilisierung der linken Flexur möglich sein.

Das therapeutische Konzept

Aufgrund dieser Überlegungen ist unser Vorgehen sowohl bei der laparoskopischen als auch bei der konventionell-chirurgischen Behandlung der Sigmadivertikulitis von folgenden Standards geprägt:

1. Die Resektion der Hochdruckzone in voller Länge, unabhängig von der Topographie des Entzündungsherdes, ist obligat.
2. Die orale Resektionsgrenze muss im entzündungsfreien Bereich liegen.
3. Die allgemein gültigen Standards einer Darmanastomose, insbesondere die Spannungsfreiheit und ungestörte Perfusion, sind konsequent zu berücksichtigen.
4. Die Notwendigkeit der Mobilisierung der linken Kolonflexur ist abhängig von der Erfüllung dieser drei Grundsätze.

Eigene Erfahrungen

Von Januar 1996 bis Dezember 2000 operierten wir 119 Patienten wegen symptomatischer Sigmadivertikulitis. Die Operationstechnik, die Frequenz der Mobilisierung der linken Kolonflexur, die Zahl der Konversionen und die Entzündungsstadien nach Hinchey sind in den Abbildungen 6 und 7 dargestellt.

Als schwere Komplikationen mussten wir 4 Anastomosendehiszenzen (3,4%) beobachten. Ein Patient (0,8%) verstarb an einer zerebralen Embolie als Folge einer Endokarditis 26 Tage nach bland verlaufener Sigmaresektion wegen gedeckt perforierter Divertikulitis.

Die Operationszeit betrug durchschnittlich 156 min (Bereich 76–245 min).

Von den 119 Patienten musste eine 65 Jahre alte Frau 4 Monate postoperativ mit dem klinischen Verdacht auf ein Divertikulitisrezidiv erneut für 3 Tage hospitalisiert werden. Allerdings konnten weder radiologisch noch an Hand der Laborparameter Hinweise für eine floride Entzündung gefunden werden, und die Patientin wurde nach abführenden Maßnahmen ohne weitere Therapie beschwerdefrei.

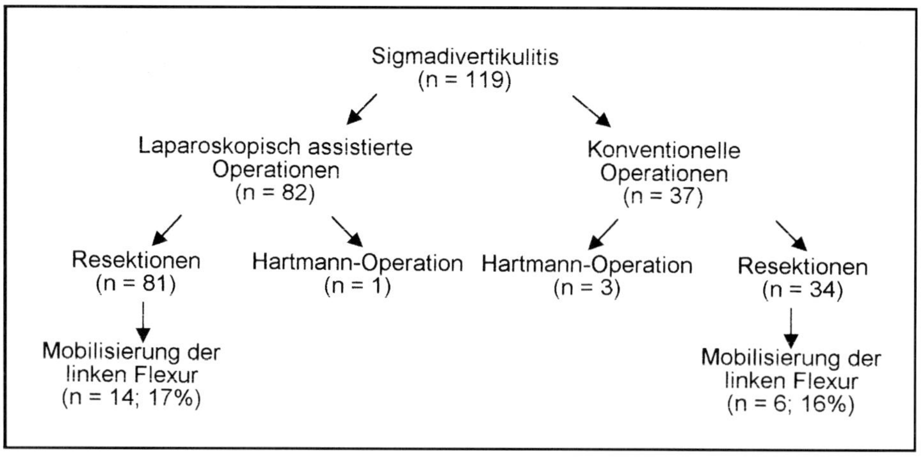

Abb. 6. Operationstechnik bei symptomatischer Sigmadivertikulitis (Ergebnisse der Chirurgischen Abteilung, LKH Bregenz).

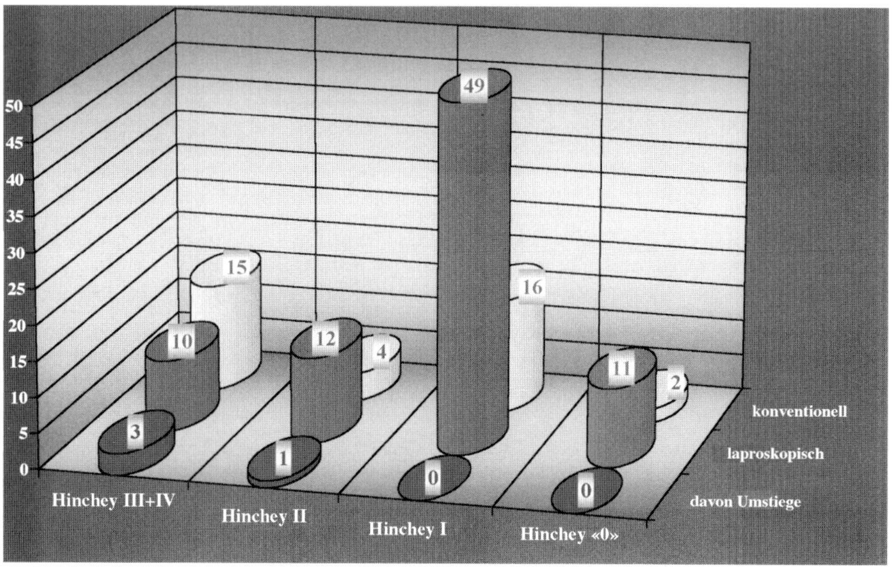

Abb. 7. Entzündungsstadien der Sigmadivertikulitis nach Hinchey.

Schlussfolgerungen

Prinzipiell unterscheidet sich die laparoskopische Chirurgie nur in der Operationstechnik, nicht jedoch im therapeutischen Ziel von der konventionellen Chirurgie. Die Mobilisierung der linken Flexur in laparoskopischer Technik ist bei entsprechender Erfahrung mit dem Operationsverfahren und bei Kenntnis der Lagerungsmöglichkeiten in der Regel unter besseren Sichtbedingungen und daher sicherer zu bewerkstelligen als in der offenen Chirurgie – dies trifft vor allem für große und übergewichtige Patienten zu. Dennoch sind Milzläsion, Durchblutungsprobleme oder andere mit diesem Operationsakt in Verbindung stehende Komplikationen und damit eine Erweiterung des Eingriffs nicht gänzlich vermeidbar. Demgegenüber ist durch eine Mobilisierung des linken Kolons mit der Flexur die Spannungsfreiheit der Anastomose nahezu immer gewährleistet.

Als Konsequenz aus den angeführten Überlegungen raten wir zu einem der Topographie angepassten Resektionsausmaß, das die Forderung, «die Hochdruckzone in ganzer Länge, proximal im Gesunden und distal des sigmoideorektalen Übergangs zu resezieren», erfüllt. Erfahrungsgemäß ist bei Einhaltung dieser Regeln die Mobilisierung der linken Flexur umso seltener erforderlich, je weiter aboral die entzündlichen Veränderungen gelegen sind. Anders ausgedrückt ist die Mobilisierung der linken Flexur bei divertikulitischen Prozessen im Colon descendens regelmäßig, bei Veränderungen im aboralen Sigmadrittel selten erforderlich.

Literatur

1 2. Arbeitstagung der Chirurgischen Arbeitsgemeinschaft für Minimal Invasive Chirurgie (CAMIC). Stuttgart, 22.–24. März 2001.
2 Siewert JR, Huber FT, Brune IB: Frühelektive Therapie der akuten Divertikulitis des Kolon. Chirurg 1995;66:1182–1189.
3 Leibl BJ, Ulrich M, Schmedt C-G, Kraft K, Bittner R: Laparoskopisch assistierte Kolektomie in der Therapie der Divertikulitis. Chir Gastroenterol 2000;16:341–344.
4 Köckerling F, Schneider C, Reymond MA, et al: Laparoscopic resection of sigmoid diverticulitis – results of a multicenter study. Surg Endosc 1999;13:567–571.
5 Feuerbach S, Timmer A, Völk M, Schölmerich J: Divertikulose und Divertikulitis. Radiologe 2001;41:404–411.